妇产科临床多发病诊断与治疗

主编 程 慧 王书君 张 华 卢 霞

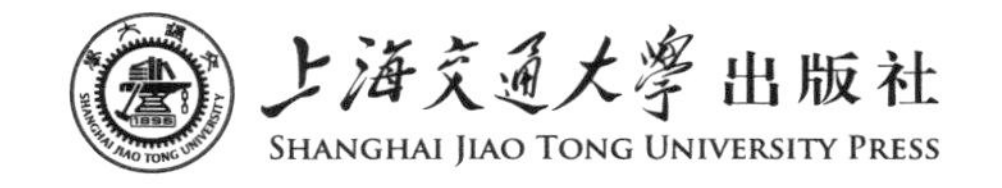

内容提要

本书根据妇产科疾病的特点，首先介绍了妇产科基础内容；然后以常见病、多发病为纲，对每种疾病按基本概念、病因、病理、临床表现、辅助检查、诊断、鉴别诊断、治疗等方面依次展开阐述。本书有助于提高妇产科医师的诊断准确性和治疗有效性，培养临床医师独立诊治妇产科常见病及一般疑难疾病的能力，可供妇产科医务工作者及其他相关专业人员参考使用。

图书在版编目（CIP）数据

妇产科临床多发病诊断与治疗 / 程慧等主编. --上海 : 上海交通大学出版社，2023.12

ISBN 978-7-313-29396-1

Ⅰ. ①妇… Ⅱ. ①程… Ⅲ. ①妇产科病－多发病－诊疗 Ⅳ. ①R71

中国国家版本馆CIP数据核字（2023）第168223号

妇产科临床多发病诊断与治疗

FUCHANKE LINCHUANG DUOFABING ZHENDUAN YU ZHILIAO

主　　编：程　慧　王书君　张　华　卢　霞

出版发行：上海交通大学出版社　　地　　址：上海市番禺路951号

邮政编码：200030　　电　　话：021-64071208

印　　制：广东虎彩云印刷有限公司

开　　本：710mm × 1000mm 1/16　　经　　销：全国新华书店

字　　数：218千字　　印　　张：12.5

版　　次：2023年12月第1版　　插　　页：2

书　　号：ISBN 978-7-313-29396-1　　印　　次：2023年12月第1次印刷

定　　价：198.00元

编委会

主　编

程　慧　王书君　张　华　卢　霞

副主编

王春焕　刘艳艳　丁艳萍　朱　云

编　委（按姓氏笔画排序）

丁艳萍（宁夏宝石花医院）

王书君（山东省济宁市金乡宏大医院）

王春焕（河北省衡水市第八人民医院/故城县医院）

卢　霞（山东省潍坊市妇幼保健院）

朱　云（山东省公共卫生临床中心）

刘艳艳（山东省泰安市妇幼保健院）

张　华（山东省聊城市人民医院）

程　慧（山东省鱼台县人民医院）

颜志群（山东省邹平市中心医院）

主编简介

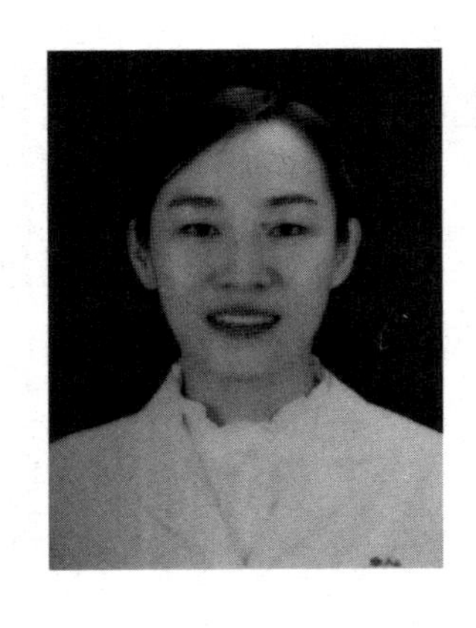

程　慧

毕业于滨州医学院临床医学专业，现就职于山东省济宁市鱼台县人民医院。擅长宫颈病变、妇科炎症、月经病、痛经、先兆流产及妇科各种手术治疗。曾获济宁市“优秀医师”“先进工作者”等荣誉称号。发表论文6篇，出版著作2部。

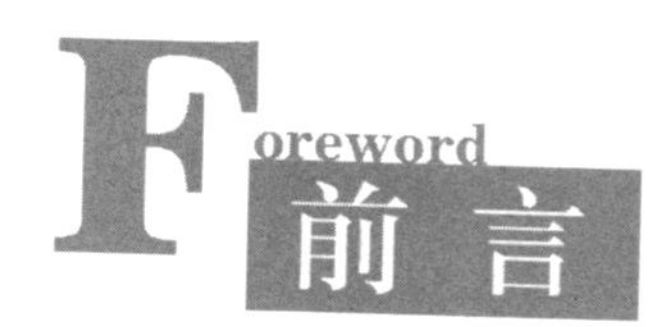

前言

随着医学科学的发展,现代医疗设备的广泛应用,妇产科常见病的临床诊断、鉴别诊断及治疗水平有了很大的提高。妇产科疾病是女性常见病、多发病,但由于许多女性对妇产科疾病缺乏应有的认识,也缺乏对身体的保健意识,加之各种不良生活习惯等因素的影响,导致一些妇产科疾病缠身,久治不愈。近年来,妇女健康与妇产科疾病的防治问题引起社会广泛重视,保护妇女健康、防治妇产科疾病已成为医学上重大的攻坚任务。

妇产科学是专门研究妇女在妊娠、分娩和产褥期的生理和病理,胎儿和新生儿的生理和病理,以及非妊娠状态下妇女生殖系统可能遇到的一切特殊变化的学科。妇产科学的发展与妇女的健康有关,更与出生人口的素质、人类的繁衍、社会的兴衰有着密切的关系。日新月异的妇产科学,无论是在理论基础、诊断技术方法还是在治疗手段方面,都在与时俱进。这就促使我们妇产科临床医务人员必须不断丰富临床经验,学习并掌握妇产科最新诊疗技术,以更好地帮助患者摆脱疾病的困扰,提高妇产科的诊治水平。鉴于以上目的,编者结合临床经验,并参阅大量相关文献,编写了《妇产科临床多发病诊断与治疗》一书。

本书共8章,内容上循序渐进,首先介绍了妇产科基础、妇产科常见手术;然后介绍了临床妇产科常见病,内容涉及盆腔炎性疾病、子宫颈疾病、子宫体疾病等。本书文字简练、内容新颖、重点突出,具有很强的临床实用性,有助于提高妇产科医师的诊断准确性和治疗有效性，培养临床医师独立诊治妇产科常见病及一般疑难疾病的能力。本书可供妇产科医务工作者及其他相关专业人员参考使用。

本书在编写过程中不断完善及规范内容，几经修改，最终完成书稿。在此感谢各位编委的辛勤工作。由于妇产科学内容繁多，且编写时间紧迫，书中难免存在不足、疏漏或不当之处，殷切希望广大同道提出宝贵意见，以便今后继续完善，使之成为科学性更强、实用性更好的临床参考用书。

《妇产科临床多发病诊断与治疗》编委会

2023年1月

Contents

目录

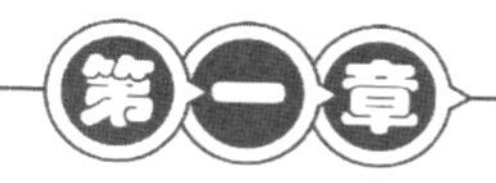

妇产科基础

第一节　女性生殖器官解剖学

女性生殖器官包括内、外生殖器官。内生殖器官位于骨盆内，骨盆的形态及其大小与分娩密切相关；骨盆底组织又承托内生殖器官，协助保持其正常位置。内生殖器官与盆腔内其他器官相邻，而且血管、淋巴及神经也有密切联系。盆腔内某一器官病变可累及邻近器官。骨盆、内生殖器官及外生殖器官三者关系密切，相互影响。

一、骨盆

骨盆及其附属组织承托内生殖器官及其相邻器官，协助保持其正常位置。若骨盆及其组织异常，则可发生相应的妇科病变。同时，骨盆为胎儿娩出的骨产道，骨盆的结构、形态及其组成骨间径与阴道分娩密切相关。骨盆形态或组成骨间径线异常可引起分娩异常。因此，清晰地了解骨盆的解剖、形态和大小，有助于提高妇科、产科的临床诊断和治疗技能。

（一）骨盆的类型

根据骨盆的形状，骨盆可大致分为 4 种类型：①女型骨盆；②男型骨盆；③类人猿型骨盆；④扁平型骨盆。这种分类是以骨盆入口的前、后两部分的形态作为基础，在骨盆入口最长横径处虚拟一条线，将骨盆分为前、后两部分，后面的部分决定骨盆的形状，而前面的部分表示它的变异。很多女型骨盆不是单一型的，而是混合型的，例如，某一个女型骨盆可以伴有男型骨盆的倾向，即骨盆后部是女性型的，而前部是男性型的。

1.女型骨盆

骨盆入口呈横椭圆形，髂骨翼宽而浅，入口横径较前后径稍长，耻骨弓较宽，坐骨棘间径≥10 cm。骨盆侧壁直，坐骨棘不突出，骶骨既不前倾，也不后倾，骶坐骨切迹宽度>2横指。女型骨盆为女性正常骨盆，最适宜分娩。根据现有资料，女型骨盆在我国妇女中占52.0%～58.9%。

2.男型骨盆

骨盆入口略呈三角形，两侧壁内聚，坐骨棘突出，耻骨弓较窄，坐骨切迹窄且呈高弓形，骶骨较直而前倾，导致出口后矢状径较短。因男型骨盆呈漏斗型，往往造成难产。此型骨盆较少见，在我国妇女中仅占1.0%～3.7%。

3.类人猿型骨盆

骨盆入口呈长椭圆形，骨盆入口、中骨盆和骨盆出口的横径均缩短，前后径稍长。坐骨切迹较宽，两侧壁稍内聚，坐骨棘较突出，耻骨弓较窄，但骶骨向后倾斜，故骨盆前部较窄而后部较宽。骶骨往往有6节且较直，故骨盆较其他类型深。此型骨盆在我国妇女中占14.2%～18.0%。

4.扁平型骨盆

骨盆入口呈扁椭圆形，前后径短而横径长。耻骨弓宽，骶骨失去正常弯度，变直后翘或呈深弧型，故骶骨短而骨盆浅。此型骨盆在我国妇女中较为常见，占23.2%～29.0%。

女型骨盆的形态、大小除种族差异外，还受遗传、营养与性激素的影响。上述4种基本类型只是理论上归类，临床多见混合型骨盆。

(二)骨盆的组成

骨盆由骨骼、韧带及关节组成。

1.骨盆的骨骼

骨盆由骶骨、尾骨及左右2块髋骨组成。每块髋骨又由髂骨、坐骨及耻骨融合而成。骶骨形似三角，前面凹陷成骶窝，底的中部前缘凸出，形成骶岬(相当于髂总动脉分叉水平)。骶岬是妇科腹腔镜手术的重要标志之一，也是产科骨盆内测量对角径的重要依据。

2.骨盆的关节

骶骨与髂骨之间以骶髂关节相连；骶骨与尾骨之间以骶尾关节相连；两耻骨之间有纤维软骨，形成耻骨联合。骶尾关节为略可活动的关节。分娩时，下降的胎头可使尾骨向后。若发生骨折或病变，可使骶尾关节硬化，尾骨翘向前方，致使骨盆出口狭窄，影响分娩。在妊娠过程中，骨盆的关节松弛，可能是由激素的改变所致。妇女的耻骨联合于早中期妊娠时开始松弛，在妊娠最后3个月更为松弛，但分娩后立即开始消退，一般产后3～5个月可完全消退。妊娠过程中，耻骨联合宽度增加，经产妇比初产妇增宽得更多，而且在分娩后很快转为正常。X线检查研究发现，足月妊娠时，由于骶髂关节向上滑动引起耻骨联合较明显的活动。最大的耻骨联合移位是在膀胱截石卧位时，此移位可以使骨盆出口的直径增加1.5～2.0 cm。

3.骨盆的韧带

骨盆有两对重要的韧带：骶结节韧带与骶棘韧带。骶结节韧带为骶骨、尾骨与坐骨结节之间的韧带；骶棘韧带则为骶骨、尾骨与坐骨棘之间的韧带。骶棘韧带宽度即坐骨切迹宽度，是判断中骨盆是否狭窄的重要指标。妊娠期受性激素的影响，韧带较松弛，各关节的活动性亦稍有增加，有利于胎儿娩出。

(三)骨盆分界

以耻骨联合上缘、髂耻线及骶岬上缘的连线为界，将骨盆分为上、下2部分：上方为假骨盆（又称大骨盆），下方为真骨盆（又称小骨盆）。

假骨盆的前方为腹壁下部组织，两侧为髂骨翼，后方为第5腰椎。假骨盆与分娩无关，但其某些径线的长短关系到真骨盆的大小，测量假骨盆的径线可作为了解真骨盆情况的参考依据。

真骨盆是胎儿娩出的骨产道，可分为3部分：骨盆入口、骨盆腔及骨盆出口。骨盆腔为一前壁短、后壁长的弯曲管道，前壁是耻骨联合，长约4.2 cm；后壁是骶骨与尾骨，骶骨弯曲的长度约为11.8 cm；两侧为坐骨、坐骨棘及骶棘韧带。坐骨棘位于真骨盆腔中部，在产程中是判断胎先露下降程度的重要骨性标志。

(四)骨盆的平面、径线和倾斜度

由于骨盆的特殊形状，很难把骨盆腔内的形状描述清楚。长久以来，为便于理解，把骨盆分为4个虚拟的平面：①骨盆入口平面；②骨盆出口平面；③骨盆的最宽平面；④骨盆中段平面。

1.骨盆入口平面

其后面以骶岬和骶骨翼部为界；两侧以髂耻缘为界；前面为耻骨横支和耻骨联合上缘。典型的女型骨盆入口平面几乎是圆的，而不是卵圆形的。骨盆入口平面的4条径线，一般描述为前后径、横径和两条斜径。骨盆入口平面的前后径又以耻骨联合与骶岬上缘中点的距离，分别虚拟为3条径线：解剖结合径、产科结合径和对角径。解剖结合径又称真结合径，为耻骨联合上缘中点与骶岬上缘中点间的距离。对角径为耻骨联合下缘中点与骶岬上缘中点间的距离。对角径减去 1.5～2.0 cm 则为产科结合径，在大多数骨盆中，这是胎头下降时，必须通过骨盆入口的最短直径。产科结合径是不能用手指直接测量到的。虽然人们设计了各种器械，但是除 X 线检查外，都未能获得满意的结果。临床上，如果没有 X 线设备，则只能测量出对角径的距离，然后减去1.5～2.0 cm，间接估计产科结合径的长度。

骨盆入口横径与真结合径成直角，它代表两侧分界线之间最长的距离。横径一般在骶岬前面的 5 cm 处与真结合径交叉。卵圆形骨盆的横径约为 13.5 cm，而圆形骨盆的横径则稍短些。任一斜径自一侧骶髂软骨结合伸至对侧的髂耻隆起，根据它们的起点位置，被称为左斜径或右斜径，其长度约为 12.75 cm。

2.骨盆出口平面

骨盆出口平面是由两个近似三角区所组成。这两个三角区不在同一平面上，但有一条共同的基线，即在两侧坐骨结节之间的一条线。后三角的顶点是骶骨的尖端；两侧是骶结节韧带和坐骨结节。前三角的顶点是耻骨联合下缘，两侧是耻骨降支。骨盆出口平面有 4 条径线，分别为出口前后径、出口横径、出口前矢状径和出口后矢状径。

(1)出口前后径：耻骨联合下缘至骶尾关节间的距离，平均长约 11.5 cm。

(2)出口横径：两坐骨结节间的距离，也称坐骨结节间径，平均长约 9 cm，是胎先露部通过骨盆出口的径线，此径线与分娩关系密切。

(3)出口前矢状径：耻骨联合下缘中点至坐骨结节间径中点间的距离，平均长约 6 cm。

(4)出口后矢状径：骶尾关节至坐骨结节间径中点间的距离，平均长约 8.5 cm。当出口横径稍短，而出口横径与后矢状径之和＞15 cm 时，一般正常大小胎儿可以通过后三角区经阴道娩出。

3.骨盆的最宽平面

它没有产科学意义。从定义来看，它表示盆腔最宽敞的部分。其前后径从耻骨联合的后面中间伸到第 2、3 节骶椎的结合处；横径处于两侧髋臼中心之间。它的前后径和横径的长度均为 12.5 cm。因为其2 条斜径在闭孔和骶坐骨切迹之间，它们的长度是不确定的。

4.骨盆中段平面

骨盆中段平面又称中骨盆平面，位于两侧坐骨棘的同一水平，是骨盆的最窄平面。它对胎头入盆后分娩产道阻塞有特别重要的意义。中骨盆平面有 2 条径线：中骨盆前后径和中骨盆横径。

(1)中骨盆前后径:耻骨联合下缘中点通过两侧坐骨棘连线中点至骶骨下端间的距离,平均长约11.5 cm。

(2)中骨盆横径:也称坐骨棘间径。为两坐骨棘间的距离,平均长约 10 cm,是胎先露部通过中骨盆的重要径线,此径线与分娩有重要关系。

5.骨盆倾斜度

女性直立时,其骨盆入口平面与地平面所形成的角度,称为骨盆倾斜度。一般女性的骨盆倾斜度为 60°,骨盆倾斜度过大,往往影响胎头的衔接。

6.骨盆轴

骨盆轴为连接骨盆腔各平面中点的假想曲线,代表骨盆轴。此轴上段向下、向后;中段向下;下段向下、向前。分娩时,胎儿即沿此轴娩出。

二、外生殖器官

女性外生殖器是指生殖器官外露的部分,又称外阴,位于两股内侧间,前为耻骨联合,后为会阴。

(一)阴阜

阴阜是指耻骨联合前面隆起的脂肪垫。青春期后,其表面皮肤开始生长卷曲的阴毛,呈盾式分布,其尖端向下呈三角形分布,底部两侧阴毛向下延伸至大阴唇外侧面。而男性的阴毛可以向上分布,朝向脐部,或朝下扩伸而达左右大腿的内侧。阴毛的疏密与色泽因个体和种族不同而异。阴毛为第二性征之一。

(二)大阴唇

大阴唇自阴阜向下、向后止于会阴的一对隆起的皮肤皱襞,其外形根据所含脂肪量的多少而不同。一般女性的大阴唇长 7～8 cm,宽 2～3 cm,厚 1～1.5 cm。女孩或未婚女性两侧大阴唇往往互相靠拢而完全盖没后面的组织,而经产妇左右大阴唇多数是分开的。大阴唇的前上方和阴阜相连,左右侧大阴唇在阴道的下方融合,形成后联合,逐渐并入会阴部。

大阴唇外侧面为皮肤,皮层内有皮脂腺和汗腺,多数妇女的大阴唇皮肤有色素沉着,内侧面湿润似黏膜。大阴唇皮下组织松弛,脂肪中有丰富的静脉、神经及淋巴管,若受外伤,容易形成血肿,疼痛较剧烈。

解剖学上,女性的大阴唇相当于男性的阴囊。子宫的圆韧带终止在大阴唇的上缘。绝经后,大阴唇多呈萎缩状。

(三)小阴唇

分开大阴唇后,可见到小阴唇。左右侧小阴唇的前上方互相靠拢。其大小和形状可以因人而异,有很大差别。未产妇的小阴唇往往被大阴唇所遮盖,而经产妇的小阴唇可伸展到大阴唇之外。

左右小阴唇分别由2片薄薄的组织所组成。小阴唇外观呈湿润状，颜色微红，犹如黏膜一样，但无阴毛。小阴唇内含有勃起功能的组织、血管、少数平滑肌纤维和较多皮脂腺，偶有少数汗腺，外覆复层鳞状上皮。小阴唇因富有多种神经末梢，故非常敏感。

两侧小阴唇的前上方互相靠拢、融合，形成上下2层，下层为阴蒂的系带，而上层为阴蒂包皮。两侧小阴唇的下方可分别与同侧的大阴唇融合，或者在中线形成小阴唇后联合，又称阴唇系带。

(四)阴蒂

阴蒂是小而长且有勃起功能的小体，位于两侧小阴唇顶端下方，由阴蒂头、阴蒂体和两侧阴蒂脚组成。阴蒂头显露于阴蒂包皮和阴蒂系带之间，直径很少超过0.5 cm，神经末梢丰富，极敏感，是使女性动欲的主要器官。

阴蒂相当于男性的阴茎，具有勃起性。阴蒂即使在勃起的情况下，长度也很少超过2 cm。由于小阴唇的牵拉，阴蒂呈一定程度的弯曲，其游离端指向内下方，朝着阴道口。阴蒂头由梭形细胞组成。阴蒂体包括2个海绵体，其壁中有平滑肌纤维。长而狭窄的阴蒂脚分别起源于左右两侧坐耻支的下面。

(五)前庭

前庭是指左右小阴唇所包围的长圆形区域，为胚胎期尿生殖窦的残余部分。在前庭的前面有阴蒂，后方则以小阴唇后联合为界。

在前庭的范围内有尿道口、阴道口和左右前庭大腺的出口。前庭的后半部分，即小阴唇后联合与阴道之间，是舟状窝。除未产妇外，此窝很少能被观察到，这是由于经产妇在分娩时，多数妇女的舟状窝因受到损伤而消失。

(六)前庭大腺

前庭大腺是前庭左右各一的复泡管状腺，其直径为0.5～1.0 cm，位于前庭下方阴道口的左右两侧。前庭大腺的出口管长1.5～2.0 cm，开口于前庭的两侧，正好在阴道口两侧边缘之外。前庭大腺的管径很小，一般仅能插入细小的探针。在性交的刺激下，腺体分泌出黏液样分泌物，起到润滑的作用。若炎症导致前庭大腺腺管阻塞，则可引起前庭大腺脓肿或囊肿。

(七)尿道口

尿道口位于前庭的中央、耻骨弓下方1.0～1.5 cm处、阴道口的上方。尿道口往往呈轻度折叠状。排尿时，尿道口的直径可以放松到4～5 mm。尿道的左右两侧有尿道旁管，其往往开口于前庭，也偶有开口于尿道口内的后壁处。尿道旁管的口径很小,约为 0.5 mm,其长度可因人而稍异。尿道下 2/3 与阴道前壁紧密相连,阴道下 1/3 的环状肌肉围绕尿道的上端和下端。

(八)前庭球

前庭两侧黏膜下的一对具有勃起性的静脉丛,其长 3.0～4.0 cm,宽 1.0～2.0 cm,厚 0.5～1.0 cm。它们与坐耻支并列,部分表面覆有球海绵体肌。前庭球的下端,一般处于阴道口的中部,而其前端则向上朝着阴蒂伸展。

分娩时,前庭球往往被推到耻骨弓的下面,但因为它们尾部是部分环绕着阴道,所以容易受到损伤而造成外阴血肿甚至大量出血。

(九)阴道口和处女膜

阴道口位于前庭的后半部,其形状和大小可因人而异。处女的阴道口往往被小阴唇所盖没;如果推开小阴唇,则可见到阴道口几乎完全被处女膜所封闭。阴道的表面和游离的边缘有较多的结缔组织乳头。

处女膜的形状和坚固度均有明显的差异。处女膜两面均覆有未角化的复层鳞状上皮,间质大部分是弹性和胶原性的结缔组织。处女膜没有腺性或肌性成分,亦没有很多神经纤维。女性新生儿的处女膜有很多血管;妊娠妇女的处女膜上皮较厚,并富有糖原;绝经后女性的处女膜上皮变薄,并可以出现轻微的角化。成年处女的处女膜仅是或多或少围绕阴道口的一片不同厚度的膜,并有1个小到如针尖、大到能容纳 1 个或 2 个指尖的孔。此开口往往呈新月形或圆形,但也可是筛状的、有中隔的或澈状的。澈状的处女膜可能被误认为是处女膜破裂。因此,由于法律的原因,在作出处女膜是否撕裂的描述时,必须慎重。

一般来说,处女膜多数是在第一次性交时撕裂,裂口可以分散在数处,多数撕裂位于处女膜的后半部。撕裂的边缘往往很快结成瘢痕,此后处女膜即成为若干分段的组织。首次性交时,处女膜撕裂的深度可因人而异。一般认为,处女膜撕裂时往往伴有少量出血,但很少引起大出血。个别女性的处女膜组织比较坚韧,需手术切开,但极为罕见。由分娩而引起处女膜解剖上的改变,往往比较明显、清楚,因而易识别并可作出诊断。

处女膜闭锁是一种先天性异常,此时阴道完全闭锁。它的主要现象是经血滞留、性交受阻。一般需行手术切开。

(十)阴道

阴道的起源问题尚无统一的意见。阴道上皮的来源,有 3 种不同的看法:①米勒管;②午非管;③尿生殖窦。目前,较为公认的是阴道部分起源于米勒管和部分来自尿生殖窦。阴道可以被称为是子宫的排泄管道,经过阴道,子宫排出经血。它亦是女性的性交器官,同时又是分娩时的产道的一部分。阴道是由肌肉、黏膜组成的管道,其上接子宫颈(简称宫颈),下连外阴。阴道前方为膀胱,后为直肠。阴道与膀胱及尿道之间有一层结缔组织,即所谓的膀胱-阴道隔。阴道中、下段和直肠之间,亦有由类似组织所形成的直肠-子宫间隔。阴道部分上段(即阴道后穹隆)参与组成直肠子宫陷凹的前壁。在正常情况下,阴道前壁与后壁的中间部分互相靠得较近,而在阴道的左右两旁的侧壁之间,则有一定间隙。这样便使阴道的横切面看似空心的 H 形。

阴道的顶端是一个盲穹隆,宫颈的下半部伸入此处。阴道穹隆可以分为4部分,即左、右、前、后穹隆。阴道和宫颈的连接处,在宫颈的后方要比宫颈的前方高些,故阴道后穹隆比前穹隆深一些。阴道前壁也稍短于后壁,长度分别为6～8 cm 和 7～10 cm。

阴道的前、后壁上有纵行的皱襞柱。在未经产妇女中,还可以在此处见到与纵行柱成直角的横嵴。当这些皱襞到达侧壁时,渐渐消失,在高年经产妇中,阴道壁往往变为平滑。阴道的黏膜是由典型的不角化复层鳞状上皮细胞组成。黏膜下有一层结缔组织,其中血管丰富,偶尔有淋巴小结。阴道黏膜仅疏松地与下面的组织相连,因此手术时可以轻松地把阴道黏膜与其下的结缔组织分开。

正常情况下,阴道黏膜不含有典型的腺体。有时在经产妇的阴道中可见包涵囊肿,但不是腺体,而是在修补阴道撕裂时,黏膜碎片被埋没在缝合伤口下而后形成的囊肿。另外,有些衬有柱状的或骰状的上皮囊肿,也不是腺体,而是午非管或米勒管的残余物。

阴道的肌层可分为两层平滑肌,外层纵行,内层环行,但整个肌层并不明显。在阴道的下端,可见一横纹肌带。它是球海绵体肌或括约肌,然而,主要关闭阴道的是肛提肌。肌层的外面有结缔组织把阴道与周围的组织连接起来。这些结缔组织内含有不少弹性纤维和很多静脉。

阴道有丰富的血管供应。它的上 1/3 是由子宫动脉的宫颈-阴道支供应;中 1/3 由膀胱下动脉供应;下 1/3 则由直肠中动脉和阴部内动脉供应。直接围绕阴道的是一个广泛的静脉丛,静脉与动脉伴行,最后汇入髂内静脉。阴道下 1/3 的淋巴与外阴的淋巴一起流入腹股沟淋巴结;中 1/3 的淋巴流入髂内淋巴结,上 1/3 的淋巴则流入髂总淋巴结。

根据 Krantz(1958)的论述,人的阴道没有特殊的神经末梢(生殖小体),但是在它的乳头中偶尔可见到游离的神经末梢。

阴道的伸缩性很大。在足月妊娠时,它可以被扩张到足以使正常足月胎儿顺利娩出，而在产褥期间，它又能逐渐恢复到产前状态。

(十一)会阴

广义的会阴是指骨盆底以下封闭骨盆出口的全部软组织结构，有承载盆腔及腹腔脏器的作用。它主要由尿生殖膈和骨盆底所组成。尿生殖膈由上下两层筋膜、会阴深横肌和尿道阴道括约肌所构成。骨盆底是由上下两层筋膜、肛提肌和尾骨肌所构成。肛提肌则由髂尾肌、耻骨直肠肌、耻尾肌所组成。它有加强盆底托力的作用，又因部分肌纤维在阴道和直肠周围密切交织，还有加强肛门和阴道括约肌的作用。处于阴道和肛门之间的中缝即会阴缝，是由会阴的中心腱所加固。球海绵体肌、会阴浅横肌和肛门外括约肌在它的上面会聚。以上这些结构共同成为会阴体的主要支撑。在分娩时，它们往往被撕伤。

狭义的会阴是指阴道口与肛门之间的软组织结构。

三、内生殖器官

内生殖器包括子宫、输卵管和卵巢。

(一)子宫

子宫是一个主要由肌肉组成的器官，子宫体部外覆腹膜，子宫腔(简称宫腔)内衬子宫内膜。妊娠期子宫接纳和保护受孕产物，并供以营养；妊娠足月时子宫收缩(简称宫缩)，娩出胎儿及其附属物。

非妊娠期子宫位于盆腔内，处于膀胱与直肠之间，它的下端伸入阴道。子宫的后壁几乎全部被腹膜所覆盖，它的下段形成直肠子宫陷凹的前界。子宫前壁仅上段盖有腹膜，它的下段直接与膀胱后壁相连，在它们中间有一层清楚的结缔组织。

子宫形状为上宽下窄，可分为大小不同的上、下两部分：上部为子宫体，呈三角形；下部呈圆筒形或梭形，即宫颈。子宫体的前壁几乎是平的，而其后壁则呈清楚的凸形。双侧输卵管起源于子宫角部，即子宫上缘和侧缘交界之处。两侧输卵管内端之间的上面凸出的子宫部分，称为子宫底。自子宫的左右侧角至盆腔底部之间的部分是子宫的侧缘，两侧腹膜呈翼形皱褶，形成阔韧带。

子宫的大小和形状随女性的年龄和产次而有较大差别。女性新生儿的子宫长为 2.5～3.0 cm，成年而未产者的子宫长为 5.5～8.0 cm，而经产妇的子宫则长为 9.0～9.5 cm。未产妇和经产妇的子宫重量亦有很大差异，前者为 45～70 g，后者约为 80 g 或更重一些。在不同年龄的对象中，子宫体与宫颈长度的比率亦有很大差异。婴儿子宫体的长度仅为宫颈长度的一半；年轻而未产者两者的长度大致相等；经产妇宫颈长度仅为子宫总长度的 1/3。

子宫的主要组成成分是肌肉，子宫体的前壁与后壁几乎互相接触，中间的宫腔仅为一裂缝。宫颈呈梭形，其上、下两端各有一小孔，即宫颈内口和外口。额切面观，子宫体呈三角形，而宫颈管则仍为梭形。经产妇宫腔的三角形状变得较不明显，这是因为原来凸出的侧缘，往往变为凹形。绝经期妇女子宫肌层和内膜层萎缩，子宫的体积变小。

子宫又分为子宫体和宫颈两部分。

1.子宫体

子宫体的壁由 3 层组织所组成，即浆膜层、肌肉层和黏膜层。

(1)浆膜层：为覆盖子宫体的盆腔腹膜，与肌层紧连不能分离。在子宫峡部，两者结合较松弛，腹膜向前反折覆盖膀胱底部，形成膀胱子宫陷凹，反折处腹膜称膀胱子宫反折腹膜。在子宫后面，子宫体浆膜层向下延伸，覆盖宫颈后方及阴道后穹隆再折向直肠，形成直肠子宫陷凹。

(2)肌层：由大量平滑肌组织、少量弹力纤维与胶原纤维组成，非孕期时厚约 0.8 cm。子宫体肌层可分3 层。①外层：肌纤维纵行排列，较薄，是宫缩的起始点；②中层：占肌层大部分，呈交叉排列，在血管周围形成“8”字形围绕血管；③内层：肌纤维纵行排列(以往认为肌纤维呈环形排列)。子宫体肌层内有血管穿行，肌纤维收缩可压迫血管，能有效地制止血管出血。

(3)子宫内膜层：子宫内膜是一层薄的、淡红色的绒样的膜。仔细观察，可以见到有许多微小的孔，即子宫腺体的开口。正常情况下，子宫内膜的厚度可以变动在 0.5～5 mm。子宫内膜由一层高柱形，具有纤毛且互相紧密排列的细胞所组成。管形的子宫腺体是由表层上皮内陷所构成，其伸入子宫内膜层的全层，直达肌层。子宫内膜腺体可分泌稀薄的碱性液体，以保持宫腔潮湿。

子宫内膜与肌层直接相贴，其间没有内膜下层组织。内膜可分 3 层：致密层、海绵层及基底层。致密层与海绵层对性激素敏感，在卵巢激素影响下发生周期性变化，又称功能层。基底层紧贴肌层，对卵巢激素不敏感，无周期性变化。

2.宫颈

宫颈是指宫颈解剖学内口以下部分的子宫。以阴道壁附着处为界，宫颈分为阴道上和阴道两部分，称为宫颈阴道上部和宫颈阴道部。宫颈阴道上部的后面被腹膜所覆盖，而前面和左右侧面与膀胱和阔韧带的结缔组织相连；宫颈阴道部伸入阴道，它的下端是宫颈外口。

宫颈外口的形状因人而异。未产妇宫颈外口为小而齐整的卵圆形孔；因宫颈在分娩时受到一定的损伤(损伤最容易发生于外口的两旁)，故经产妇宫颈外口往往变为一条横行的缝道，宫颈外口分成所谓的“前唇”和“后唇”；有时，初产妇宫颈遭到较严重的多处撕裂后，宫颈外口变得很不规则。根据这种撕裂的痕迹，可以诊断为经产妇。

宫颈主要由结缔组织组成，内含较多血管和弹性组织，偶有平滑肌纤维。宫颈的胶原性组织与子宫体的肌肉组织的界限一般较明显，但也可以是逐渐转变的，延伸范围约 10 mm。宫颈的物理性能是根据它的结缔组织的状态而决定的，在妊娠和分娩期，宫颈之所以能扩张，与宫颈中的胶原组织的离解有关。

宫颈管的黏膜由一层高柱形上皮组成，它处在一层薄的基膜之上。因无黏膜下层，故宫颈的腺体可直接从黏膜的表层延伸到下面的结缔组织。宫颈管黏膜的黏液细胞分泌厚而黏的分泌物，形成黏液栓，将宫颈管与外界隔开。

宫颈阴道部的黏膜直接与阴道的黏膜相连，两者都由复层鳞状上皮组成，有时宫颈管的腺体可以伸展到黏膜面。假如这些腺体的出口被阻塞，则会形成潴留囊肿。正常情况下，在宫颈外口处，阴道部的鳞状上皮与宫颈管的柱状上皮之间有清楚的分界线，称原始鳞-柱交界处。若体内雌激素变化、感染或损伤，则复层鳞状上皮可扩展到宫颈管的下 1/3，甚至更高一些。而宫颈管的柱状上皮也可移至宫颈阴道部。这种变化在有宫颈前、后唇外翻的经产妇中，更为显著。这种随体内环境变化而移位所形成的鳞-柱交界处称生理性鳞-柱交界处。在原始鳞-柱交界处和生理性鳞-柱交界处之间所形成的区域称移行带区，此区域是宫颈癌及其癌前病变的好发部位。

子宫峡部为宫颈阴道上部与子宫体相移行的部分，实际上属于宫颈的一部分，也即宫颈解剖学内口和宫颈组织学内口之间的部分。在产科方面有特别重要的意义。非妊娠时，此部分仅长 0.6～1.0 cm，妊娠晚期时，则可增长达6～10 cm，临床上称其为子宫下段。子宫下段组织薄弱，分娩时子宫破裂多位于此处。同时因此处血管较稀疏，故临床上将其作为剖宫取胎之处，可显著减少术中出血量。

3.子宫的韧带

主要由结缔组织增厚而成，有的含平滑肌，具有维持子宫位置的功能。子宫韧带共有 4 对：阔韧带、圆韧带、主韧带和宫骶韧带。

(1)阔韧带：子宫两侧翼形腹膜皱褶。起自子宫侧浆膜层，止于两侧盆壁；上缘游离，下端与盆底腹膜相连。阔韧带由前后两叶腹膜及其间的结缔组织构成，疏松，易分离。阔韧带上缘腹膜向上延伸，内 2/3 包绕部分输卵管，形成输卵管系膜；外 1/3 包绕卵巢血管，形成骨盆漏斗韧带，又称卵巢悬韧带。阔韧带内有丰富的血管、神经及淋巴管，统称为子宫旁组织，阔韧带下部还含有子宫动静脉、其他韧带及输尿管。阔韧带上部的直切面显示分为3个部分，分别围绕输卵管、子宫、卵巢韧带和圆韧带。

输卵管下的阔韧带部分即为输卵管系膜，由两层腹膜所组成，其间是一些松弛的结缔组织，其中有时可见卵巢冠。

卵巢冠由许多含有纤毛上皮的狭窄垂直小管所组成。这些小管的上端与1条纵向管相接，后者在输卵管下伸展到子宫的侧缘，在宫颈内口近处成为盲管。这个管是午非管的残余，称为加特内管(卵巢冠纵管)。

(2)圆韧带：圆形条状韧带，长12～14 cm。起自双侧子宫角的前面，穿行于阔韧带与腹股沟内，止于大阴唇前端。圆韧带由结缔组织与平滑肌组成，其肌纤维与子宫肌纤维连接，可使子宫底维持在前倾位置。

(3)主韧带：主韧带为阔韧带下部增厚的部分，横行于宫颈阴道上部与子宫体下部侧缘达盆壁之间，又称宫颈横韧带。由结缔组织及少量肌纤维组成，与宫颈紧密相连，起固定宫颈的作用。子宫血管与输尿管下段穿越此韧带。

(4)宫骶韧带：从宫颈后面上部两侧起(相当于子宫峡部水平)，绕过直肠而终于第2～3骶椎前面的筋膜内，由结缔组织及平滑肌纤维组织组成，外有腹膜遮盖。短厚坚韧，牵引宫颈向后、向上维持子宫于前倾位置。

由于上述4对子宫韧带的牵拉与盆底组织的支托作用，使子宫维持在轻度前倾前屈位。

4.子宫的位置

子宫的一般位置是轻度前倾、前屈。当妇女直立时，子宫几乎处于水平线和稍向前屈，子宫底处在膀胱上，而宫颈则向后朝着骶骨的下端，其外口大约处于坐骨棘的水平。上述器官的位置可依据膀胱和直肠的膨胀程度而变动。

正常子宫是一个部分可动的器官：宫颈是固定的，子宫体则可在前后平面上活动。所以，姿势和地心引力可以影响子宫的位置。直立时，骨盆的前倾斜可能造成子宫的前屈。

5.子宫的血管

子宫血管的供应主要来自子宫动脉。子宫动脉自髂内动脉分出后，沿骨盆侧壁向下向前行，穿越阔韧带基底部、宫旁组织到达子宫外侧(距子宫峡部水平)约2 cm处，横跨输尿管至子宫侧缘。此后分为上、下两支：上支称子宫体支，较粗，沿子宫侧迂曲上行，至子宫角处又分为宫底支(分布于宫底部)、卵巢支(与卵巢动脉末梢吻合)及输卵管支(分布于输卵管)；下支称宫颈-阴道支，较细，分布于宫颈及阴道上段。

由于子宫动脉在宫颈内口的水平、子宫侧缘 2 cm 处跨过输尿管，故行子宫切除术时，有可能误伤输尿管，操作需谨慎。

子宫动脉上行支沿子宫侧缘上行，逐段分出与子宫体表面平行的分支，称为弓形小动脉。弓形小动脉进入子宫肌层后呈辐射状分支，为辐射状动脉。肌层内辐射状动脉以直角状再分支，形成螺旋小动脉，进入上 2/3 内膜层，供应功能层内膜。若肌层内辐射状动脉以锐角状再分支，则形成基底动脉，仅进入基底层内膜。螺旋小动脉对血管收缩物质和激素敏感，而基底动脉则不受激素的影响。子宫两侧弓形静脉汇合成为子宫静脉，流入髂内静脉，最后汇入髂总静脉。

6.淋巴

子宫内膜有丰富的淋巴网，但是真正的淋巴管则大部分位于基底部。子宫肌层的淋巴管汇聚于浆膜层，并在浆膜下面形成丰富的淋巴管丛，特别是在子宫的后壁，而在前壁则少些。

子宫淋巴回流有 5 条通路：①子宫底部淋巴常沿阔韧带上部淋巴网、经骨盆漏斗韧带至卵巢、向上至腹主动脉旁淋巴结；②子宫前壁上部沿圆韧带回流到腹股沟淋巴结；③子宫下段淋巴回流至宫旁、闭孔、髂内、髂外及髂总淋巴结；④子宫后壁淋巴可沿宫骶韧带回流至直肠淋巴结；⑤子宫前壁也可回流至膀胱淋巴结。

7.神经支配

子宫的神经分配主要来自交感神经系统，然而也有一部分来自脑脊髓和副交感神经系统。副交感神经系统由来自第 2、3、4 骶神经的稀少纤维所组成，分布于子宫的两侧，然后进入宫颈神经节。交感神经系统经腹下丛进入盆腔，向两侧下行后，进入子宫阴道丛。上述两神经丛的神经供应子宫、膀胱和阴道的上部。有些神经支在肌肉纤维间终止，另一些则伴着血管进入子宫内膜。

交感神经和副交感神经两者都有运动神经和少许感觉神经纤维。交感神经使肌肉和血管收缩，而副交感神经则抑制血管收缩，使其扩张。

胸 11、12 交感神经中的运动神经纤维支配子宫体和宫底，来自子宫体和子宫底的感觉神经纤维伴交感神经纤维经腹下神经丛至胸 11、12 交感神经。

子宫平滑肌有自主节律活动，完全切除其神经后仍有节律收缩，还能完成分娩活动，临床上可见低位截瘫的产妇仍能顺利自然分娩。

(二)输卵管

输卵管为卵子与精子结合的场所及运送受精卵的管道。

1.形态

输卵管为自两侧子宫角向外伸展的管道，长 8～14 cm。输卵管内侧与子宫角相连，走行于输卵管系膜上端，外侧 1.0～1.5 cm(伞部)游离。根据形态不同，输卵管分为 4 个部分，分别如下所述。

(1)间质部：潜行于子宫壁内的部分，短而腔窄，长约 1 cm。

(2)峡部：紧接间质部外侧，长 2～3 cm，管腔直径约 2 mm。

(3)壶腹部：峡部外侧，长 5～8 cm，管腔直径 6～8 mm。

(4)伞部：输卵管的最外侧端，游离，开口于腹腔，管口为许多须状组织，呈伞状，故名伞部。伞部长短不一，常为 1～1.5 cm，有“拾卵”作用。

2.解剖组织学

输卵管由浆膜层、肌层及黏膜层组成。

(1)浆膜层：即阔韧带上缘腹膜延伸包绕输卵管而成。

(2)肌层：肌层为平滑肌，分外层、中层及内层。外层呈纵行排列；中层呈环行，与环绕输卵管的血管平行；内层又称固有层，从间质部向外伸展 1 cm 后，呈螺旋状。肌层有节奏地收缩可引起输卵管由远端向近端的蠕动。

(3)黏膜层：由单层高柱状上皮组成。黏膜上皮可分纤毛细胞、无纤毛细胞、楔状细胞及未分化细胞。4 种细胞具有不同的功能：纤毛细胞的纤毛摆动有助于输送卵子；无纤毛细胞可分泌对过碘酸希夫染色阳性的物质(糖原或中性黏多糖)，又称分泌细胞；楔形细胞可能为无纤毛细胞的前身；未分化细胞又称游走细胞，为上皮的储备细胞。

输卵管肌肉的收缩和黏膜上皮细胞的形态、分泌功能及纤毛摆动均受卵巢激素影响，有周期性变化。

(4)输卵管血供：输卵管无其命名的动脉。输卵管由子宫动脉上支(子宫体支)的分支(输卵管支)供血。

(5)输卵管淋巴回流：与卵巢淋巴回流相同。

(三)卵巢

卵巢是产生与排出卵子，并分泌雌激素和孕激素的性器官。

1.形态

卵巢呈扁椭圆形，位于输卵管的后下方。以卵巢系膜连接于阔韧带后叶的部位称卵巢门，卵巢血管与神经由此出入卵巢。卵巢的内侧(子宫端)以卵巢固有韧带与子宫相连，外侧(盆壁端)以卵巢悬韧带(骨盆漏斗韧带)与盆壁相连。青春期以前，卵巢表面光滑；青春期开始排卵后，表面逐渐变得凹凸不平，呈灰白色。体积随年龄不同而变异较大，生殖年龄女性卵巢约为4 cm×3 cm×1 cm大小，重5～6 g，绝经后卵巢逐渐萎缩变小、变硬。

2.解剖组织学

卵巢的表面无腹膜覆盖。卵巢表层为单层立方上皮即表面上皮，其下为一层纤维组织，称卵巢白膜。白膜下的卵巢组织分皮质与髓质两部分：外层为皮质，其中含有数以万计的原始卵泡和发育程度不同的囊状卵泡，年龄越大，卵泡数越少，皮质层也变薄；髓质是卵巢的中心部，无卵泡，与卵巢门相连，含有疏松的结缔组织与丰富的血管与神经，并有少量平滑肌纤维与卵巢韧带相连接。

3.卵巢的血供

由卵巢动脉供血。卵巢动脉自腹主动脉分出，沿腰大肌向前向下行至盆腔，跨越输尿管与髂总动脉下段，随骨盆漏斗韧带向内横行，再经卵巢系膜进入卵巢内。进入卵巢前分出若干分支供应输卵管，其末梢在子宫角旁侧与子宫动脉上行的卵巢支相吻合。右侧卵巢静脉回流至下腔静脉，左侧卵巢静脉可回流至左肾静脉。

4.卵巢的淋巴回流

有3条通路：①经与卵巢骨盆漏斗韧带伴入卵巢淋巴管向上回流至腹主动脉旁淋巴结；②沿卵巢门淋巴管达髂内、髂外淋巴结，再经髂总淋巴结至腹主动脉旁淋巴结；③偶沿圆韧带入髂外及腹股沟淋巴结。

5.卵巢的神经支配

卵巢受交感神经和副交感神经支配。大部分交感神经来自伴同卵巢血管的神经丛，而小部分则来自围绕子宫动脉卵巢支的神经丛。卵巢还有丰富的无髓鞘神经纤维。这些神经纤维的大部分也是伴同血管的，仅仅是血管神经。其他部分则形成花环样，围绕正常的和闭锁的卵泡，并伸出许多细微的神经支。

第二节 女性生殖内分泌调节

在脑部存在两个调节生殖功能的部位，即下丘脑和垂体。多年来的科学研究已揭示了下丘脑-垂体-卵巢激素的相互作用与女性排卵周期性的动态关系；这种动态关系涉及下丘脑-垂体生殖激素对卵巢功能的调节，以及卵巢激素对下丘脑-垂体分泌生殖激素的反馈调节，此为下丘脑-垂体-卵巢的内分泌调节轴。近年来的研究还发现垂体和卵巢的自分泌和旁分泌在卵巢功能的调节中起重要作用。

女性生殖周期若未受孕，则最明显的特征是周期性的子宫内膜脱落所引起的子宫周期性出血，称月经。因而，女性生殖周期也称月经周期。

一、中枢生殖调节激素

中枢生殖调节激素包括下丘脑和腺垂体分泌的与生殖调节有关的激素。

（一）下丘脑促性腺激素释放激素

1.化学结构

下丘脑促性腺激素释放激素化学结构由10个氨基酸（焦谷氨酸、组氨酸、色氨酸、丝氨酸、酪氨酸、甘氨酸、亮氨酸、精氨酸、脯氨酸及甘氨酸）组成。

2.产生部位及运输

促性腺激素释放激素主要是由下丘脑弓状核的促性腺激素释放激素神经细胞合成和分泌，称神经激素。促性腺激素释放激素神经元分泌的促性腺激素释放激素释放至下丘脑中央隆突的血管网，再经垂体门脉血管输送到腺垂体。

3.促性腺激素释放激素的分泌特点及生理作用

下丘脑促性腺激素释放激素的生理分泌称持续的脉冲式节律分泌，其生理作用为调节垂体促性腺激素卵泡刺激素（follicle-stimulating hormone，FSH）和黄体生成素（luteinizing hormone，LH）的合成和分泌。

4.促性腺激素释放激素分泌调控

促性腺激素释放激素的分泌受来自血流的激素信号的调节，如垂体促性腺激素和卵巢分泌的雌激素和孕激素的反馈调节，包括促进作用的正反馈和抑制作用的负反馈。控制下丘脑促性腺激素释放激素分泌的反馈有长反馈、短反馈和超短反馈。长反馈是指性腺分泌到循环中的性激素的反馈作用；短反馈是指垂体促性腺激素的分泌对下丘脑促性腺激素释放激素分泌的负反馈；超短反馈是指促性腺激素释放激素对其本身合成的抑制。另外，来自中枢神经系统更高中枢的信号还可以通过多巴胺、去甲肾上腺素、儿茶酚胺、内啡肽及5-羟色胺和褪黑素等一系列神经递质调节促性腺激素释放激素的分泌。

（二）垂体生殖激素

腺垂体分泌的直接与生殖调节有关的激素有促性腺激素和催乳素。

1.促性腺激素

促性腺激素包括FSH和LH，它们是由腺垂体促性腺激素细胞分泌的。

FSH和LH均为由α和β两个亚基组成的糖蛋白激素，LH的分子量约为28 000，FSH的分子量约为33 000。FSH、LH、人绒毛膜促性腺激素和促甲状腺激素4种激素的α亚基完全相同，β亚基不同。α亚基和β亚基均为激素活性所必需的，单独的α亚基或β亚基不具有生物学活性，只有两者结合形成完整的分子结构才具有活性。

2.催乳素

主要由垂体前叶催乳素细胞合成分泌，催乳素细胞占垂体细胞总数的1/3～1/2。另外，子宫内膜的蜕膜细胞或蜕膜样间质细胞也可分泌少量的催乳素。催乳素能影响下丘脑-垂体-卵巢轴功能，正常水平的催乳素对卵泡的发育非常重要，但过高的催乳素水平会抑制促性腺激素释放激素、LH和FSH的分泌，抑制卵泡的发育和排卵，导致排卵障碍。因此，高催乳素血症患者会出现月经稀发和闭经。

垂体催乳素的分泌主要受下丘脑分泌的激素或因子调控。多巴胺是下丘脑分泌的最主要的催乳素抑制因子，它与催乳素细胞上的D_2受体结合后发挥作用。多巴胺能抑制催乳素mRNA的表达、催乳素的合成及分泌，它是目前已知的最强的催乳素抑制因子。一旦下丘脑多巴胺分泌减少或下丘脑-垂体间多巴胺转运途径受阻，就会出现高催乳素血症。下丘脑分泌的催乳素释放因子包括促甲状腺激素释放激素、血管升压素、缩宫素等。促甲状腺激素释放激素能刺激催乳素信使RNA(mRNA)的表达，促进催乳素的合成与分泌。原发性甲状腺功能减退者发生的高催乳素血症就与患者体内的促甲状腺激素释放激素升高有关。血管升压素和缩宫素对催乳素分泌的影响很小，可能不具有临床意义。

许多生理活动都可影响体内的催乳素水平。睡眠后催乳素分泌显著增加，直到睡眠结束，醒后分泌减少。一般说来，人体内催乳素水平在早晨5∶00～7∶00最高，9∶00～11∶00最低，下午较上午高。精神状态也影响催乳素的分泌，激动或紧张时催乳素分泌显著增加。另外，高蛋白饮食、性交和哺乳等也可使催乳素分泌增加。

二、卵巢生理周期及调节

(一)卵泡的发育

近年来随着生殖医学的发展，人们对卵泡发育的过程有了进一步的了解。目前认为卵泡的发育成熟过程跨越的时间很长，仅从有膜的无腔卵泡发育至成熟卵泡就需要85天。

原始卵泡直径约30 μm，由1个卵母细胞和1层扁平颗粒细胞组成。新生儿两侧卵巢内共有100万～200万个原始卵泡，青春期启动时有20万～40万个原始卵泡。性成熟期每月有1个卵泡发育成熟，女性一生中共有400～500个原始卵泡最终发育成成熟卵泡。

初级卵泡是由原始卵泡发育而来的，直径＞60 μm，此期的卵母细胞增大，颗粒细胞也由扁平形变为立方形，但仍为单层。初级卵泡的卵母细胞和颗粒细胞之间出现了一层含糖蛋白膜，称为透明带。透明带是由卵母细胞和颗粒细胞共同分泌形成的。初级卵泡进一步发育，形成次级卵泡。次级卵泡的直径＜120 μm，由卵母细胞和多层颗粒细胞组成。初级卵泡和次级卵泡均属无腔卵泡。随着次级卵泡的进一步发育，卵泡周围的间质细胞生长分化成卵泡膜，卵泡膜分为内泡膜层和外泡膜层2层。Gougen根据卵泡膜内层细胞和颗粒细胞的生长，把有膜卵泡的生长分成以下8个等级：次级卵泡在第一个月经周期的黄体期进入第1级，1级卵泡仍为无腔卵泡。约25天后在第2个月经周期的卵泡期发育成2级卵泡，此时颗粒细胞间积聚的卵泡液增加融合成卵泡腔，因此这种卵泡被称为窦腔卵泡，从此以后的卵泡均为窦腔卵泡。卵泡液中含有丰富的类固醇激素、促性腺激素和生长因子，它们对卵泡的发育具有极其重要的意义。20天后在黄体期末转入第3级，14天后转入第4级，4级卵泡直径约2 mm。10天后，在第3个月经周期的黄体晚期转入第5级。5级卵泡为卵泡募集的对象，被募集的卵泡从此进入第6、7、8级，每级之间间隔5天。

1.初始募集

静止的原始卵泡进入到卵泡生长轨道的过程称为初始募集，初始募集的具体机制尚不清楚。目前认为静止的原始卵泡在卵巢内同时受到抑制因素和刺激因素的影响，当刺激因素占上风时就会发生初始募集。FSH水平升高可导致初始募集增加，这说明FSH能刺激初始募集的发生。但是原始卵泡上没有FSH受体，因此FSH对初始募集的影响可能仅仅是一种间接影响。

一些局部生长因子在初始募集的启动中可能起关键作用，如生长分化因子-9和kit配体等。生长分化因子-9是转化生长因子/激活素家族中的一员，它由卵母细胞分泌，对大鼠的初始募集至关重要。生长分化因子-9发生基因突变时，大鼠的原始卵泡很难发展到初级卵泡。kit配体是由颗粒细胞分泌的，它与卵母细胞和颗粒细胞上的kit受体结合。kit配体是初始募集发生的关键因子之一。

2.营养生长阶段

从次级卵泡到4级卵泡的生长过程很缓慢，次级卵泡及其以后各期卵泡的颗粒细胞上均有 FSH、雌激素和雄激素受体。泡膜层也是在次级卵泡期形成，泡膜细胞上有 LH 受体。由于卵泡上存在促性腺激素受体，所以促性腺激素对该阶段的卵泡生长也有促进作用。

不过促性腺激素对该阶段卵泡生长的影响较小。即使没有促性腺激素的影响，卵泡也可以发展成早期窦腔卵泡。与促性腺激素水平正常时的情况相比，缺乏促性腺激素时卵泡生长得更慢，生长卵泡数更少。

由于该阶段卵泡的生长对促性腺激素的依赖性很小，可能更依赖卵巢的局部调节，如胰岛素样生长因子和转化生长因子-β 等，因此该阶段被称为营养生长阶段。

3.周期募集

在黄体晚期，生长卵泡发育成直径 2～5 mm 的 5 级卵泡。绝大部分 5 级卵泡会发生闭锁，只有少部分 5 级卵泡在促性腺激素(主要是 FSH)的作用下，可以继续生长发育并进入到下一个月经周期的卵泡期。这种少部分 5 级卵泡被募集到继续生长的轨道的过程，就称为周期募集。

4 级卵泡以后的各级卵泡的生长对促性腺激素的依赖很大，如果促性腺激素水平比较低，这些卵泡将发生闭锁。另外，雌激素也能促进这些卵泡的生长，因此雌激素有抗卵泡闭锁的作用。在青春期前也有卵泡生长，但是由于促性腺激素水平低，这些生长卵泡在周期募集发生前都闭锁了。在青春期下丘脑-垂体-卵巢轴被激活，促性腺激素分泌增加，周期募集才成为可能。

在黄体晚期，黄体功能减退，雌、孕激素水平下降，促性腺激素水平轻度升高。在升高的促性腺激素的作用下，一部分 5 级卵泡被募集，从而可以继续生长。由此可见，周期募集的关键因素是促性腺激素。

4.促性腺激素依赖生长阶段

周期募集后的卵泡的生长依赖促性腺激素，目前认为 5 级以后卵泡的生长都需要 1 个最低水平的 FSH，即阈值。只有 FSH 水平达到或超过阈值时，卵泡才能继续生长，否则卵泡将闭锁。因此 5 级及其以后的卵泡生长阶段被称为促性腺激素依赖生长阶段。雌激素对该阶段卵泡的生长也有促进作用，雌激素可使卵泡生长所需的 FSH 阈值水平降低。

5.优势卵泡的选择

周期募集的卵泡有多个，但是最终只有 1 个卵泡发育为成熟卵泡并发生排卵。这个将来能排卵的卵泡被称为优势卵泡，选择优势卵泡的过程称为优势卵泡的选择。

优势卵泡的选择发生在卵泡早期(月经周期的第5～7天)。目前认为优势卵泡的选择与雌激素的负反馈调节有关,优势卵泡分泌雌激素的能力强,其卵泡液中的雌激素水平高。一方面,雌激素能在卵泡局部协同FSH,促进颗粒细胞的生长,提高卵泡对FSH的敏感性;另一方面,雌激素对垂体FSH的分泌具有负反馈抑制作用,使循环中的FSH水平下降。卵泡中期,随着卵泡的发育和雌激素分泌的增加,FSH分泌减少。优势卵泡分泌雌激素能力强,对FSH敏感,因此其生长对FSH的依赖较小,可继续发育。分泌雌激素能力低的卵泡,其卵泡液中的雌激素水平低,对FSH不敏感,生长依赖于高水平的FSH,FSH水平下降时它们将闭锁。

6.排卵

成熟卵泡直径可达20 mm以上。成熟卵泡破裂,卵母细胞排出,这个过程称为排卵。排卵发生在卵泡晚期,此时雌二醇水平迅速上升并达到峰值,该峰值水平可达350 pg/mL以上。高水平的雌二醇对下丘脑-垂体产生正反馈,诱发垂体LH峰性分泌,形成LH峰。LH峰诱发排卵,在LH峰出现36小时后发生排卵。

排卵需要孕酮和前列腺素。排卵前的LH峰诱导颗粒细胞产生孕激素受体,孕激素受体缺陷者存在排卵障碍,这说明孕激素参与排卵的调节。排卵前的LH峰激活环氧合酶的基因表达,环氧合酶合成增加,前列腺素生成增多。前列腺素缺乏会导致排卵障碍,这说明前列腺素也参与排卵的调节。

LH峰激活卵丘细胞和颗粒细胞内的透明质酸酶的基因表达,透明质酸酶的增加使卵丘膨大,目前认为卵泡膨大是排卵的必要条件之一。LH峰还激活溶酶体酶,在溶酶体酶的作用下排卵斑形成。孕激素的作用是激活排卵相关基因的转录,前列腺素参与排卵斑的形成过程。排卵斑破裂是蛋白水解酶作用的结果,这些酶包括纤溶酶原激活物和基质金属蛋白酶等。

7.卵泡闭锁

在每一个周期中都有许多卵泡生长发育。但是,最终每个月只有一个卵泡发育为成熟卵泡并排卵,其余的绝大多数(99.9%)卵泡都闭锁了。在卵泡发育的各个时期都可能发生卵泡闭锁。卵泡闭锁属于凋亡范畴,一些生长因子和促性腺激素参与其中。

(二)卵母细胞的变化

在卵泡发育的过程中,卵母细胞也发生了重大变化。随着卵泡的增大,卵母细胞的体积也不断增大。原始卵泡的卵母细胞为处于减数分裂前期的初级卵母细胞，LH峰出现后进入到减数分裂中期，排卵前迅速完成第一次减数分裂，形成两个子细胞，即次级卵母细胞和第一极体。次级卵母细胞很快进入到减数分裂中期，且停止于该期。直到受精后才会完成第二次减数分裂。

（三）卵泡发育的调节

FSH是促进卵泡发育的主要因子之一，窦前期卵泡和窦腔卵泡的颗粒细胞膜上均有FSH受体，FSH本身能上调FSH受体的基因表达。FSH能刺激颗粒细胞的增殖，激活颗粒细胞内的芳香化酶。另外FSH还能上调颗粒细胞上LH受体的基因表达。LH受体分布于卵泡膜细胞和窦期卵泡的颗粒细胞上，它对卵泡的生长发育也很重要。LH的主要作用是促进卵泡膜细胞合成雄激素，而雄激素是合成雌激素的前体。

雌激素参与卵泡生长发育各个环节的调节，颗粒细胞和卵泡膜细胞均为雌激素的靶细胞。雌激素能刺激颗粒细胞的有丝分裂，促进颗粒细胞FSH受体和卵泡膜细胞上LH受体的基因表达。雌激素在窦腔形成和优势卵泡选择的机制中居重要地位。雄激素在卵泡发育中的作用目前尚不清楚，但临床上有证据提示，雄激素过多可导致卵泡闭锁。

（四）卵巢的自分泌/内分泌

卵泡内还有许多蛋白因子，如抑制素、激活素、胰岛素样生长因子（insulin-like growth factor，IGF）等，它们也参与卵泡发育的调节，但是具体作用还有待研究。

1.抑制素、激活素和卵泡抑制素

抑制素、激活素和卵泡抑制素属同一家族的肽类物质，由颗粒细胞在FSH作用下产生。抑制素是抑制垂体FSH分泌的重要因子。激活素的作用是刺激FSH释放，在卵巢局部起增强FSH的作用。卵泡抑素具有抑制FSH活性的作用，此作用可能通过与激活素的结合实现。

抑制素是由α、β两个亚单位组成，其中β亚单位主要有两种，即β_A和β_B。α亚单位和β_A亚单位组成的抑制素称为抑制素A（$\alpha\beta_A$），α亚单位和β_B亚单位组成的抑制素称为抑制素B（$\alpha\beta_B$）。激活素是由构成抑制素的β亚单位两两结合而成，由两个β_A亚单位组成的称为激活素A（$\beta_A\beta_A$），由两个β_B亚单位组成的称为激活素B（$\beta_B\beta_B$），由1个β_A亚单位和1个β_B亚单位组成的称为激活素AB（$\beta_A\beta_B$）。近年来又有一些少见的β亚单位被发现，目前尚不清楚它们的分布和作用。

在整个卵泡期抑制素A水平都很低，随着LH的出现，抑制素A的水平也开始升高，黄体期达到峰值，其水平与孕酮水平一致。黄体晚期抑制素水平很低，此时 FSH 水平升高，5 级卵泡募集。卵泡早期，FSH 水平升高，激活素和抑制素 B 水平也升高。卵泡中期抑制素 B 达到峰值，此时由于卵泡的发育和抑制素 B 水平的升高，FSH 水平下降，因此发生了优势卵泡的选择。优势卵泡主要分泌抑制素 A。排卵后，黄体形成，黄体主要分泌激活素 A 和抑制素 A。因此卵泡晚期和黄体期抑制素 B 水平较低。绝经后，卵泡完全耗竭，抑制素分泌也停止。除卵巢外，体内其他一些组织器官也分泌激活素，因此绝经后妇女体内的激活素水平没有明显的变化。由于抑制素 B 主要由早期卵泡分泌，因此它可以作为评估卵巢储备功能的指标。同样的道理，抑制素 A 可以作为评估优势卵泡发育情况的指标。

2.IGF

IGF 为低分子量的单链肽类物质，其结构和功能与胰岛素相似，故 IGF。IGF 有 2 种：IGF-Ⅰ和 IGF-Ⅱ。循环中的 IGF-Ⅰ由肝脏合成(生长激素依赖)，通过循环到达全身各组织发挥生物效应。近年来，大量研究表明，体内多数组织能合成 IGF-Ⅰ，其产生受到生长激素或器官特异激素的调节。卵巢产生的 IGF 量仅次于子宫和肝脏。在卵巢中，IGF 产生于卵泡颗粒细胞和卵泡膜细胞，促性腺激素对其产生具有促进作用。

IGF 对卵巢的作用已经阐明，IGF 受体在人卵巢的颗粒细胞和卵泡膜细胞均有表达。已证明 IGF-Ⅰ具有促进促性腺激素对卵泡膜和颗粒细胞的作用，包括颗粒细胞增殖、芳香化酶活性、LH 受体合成及抑制素的分泌。IGF-Ⅱ对颗粒细胞有丝分裂也有刺激作用。在人类颗粒细胞中，IGF-Ⅰ协同 FSH 刺激蛋白合成和类固醇激素合成。在颗粒细胞上出现 LH 受体时，IGF-Ⅰ能提高 LH 的促孕酮合成作用及刺激颗粒细胞黄体细胞的增殖。IGF-Ⅰ与 FSH 协同促进排卵前卵泡的芳香化酶活性。因此，IGF-Ⅰ对卵巢雌二醇和孕酮的合成均具有促进作用。另外，IGF-Ⅰ的促卵母细胞成熟和促受精卵卵裂的作用在动物试验中得到证实；离体试验表明 IGF-Ⅰ对人未成熟卵具有促成熟作用。

有 6 种 IGF 结合蛋白，即 IGFBP-1 到 IGFBP-6，其作用是与 IGF 结合，调节 IGF 的作用。游离状态的 IGF 具有生物活性，与 IGF 结合蛋白的 IGF 无生物活性。另外，IGF 结合蛋白对细胞还具有与生长因子无关的直接作用。卵巢局部产生的 IGF 结合蛋白其基本功能是通过在局部与 IGF 结合，从而降低 IGF 的活性。

IGF 的局部活性还可受到蛋白水解酶的调节，蛋白水解酶可调节 IGF 结合蛋白的活性。雌激素占优势的卵泡液中 IGFBP-4 浓度非常低;相反雄激素占优势的卵泡液中有高浓度的 IGFBP-4;蛋白水解酶可降低 IGF 结合蛋白的活性及提高 IGF 的活性,这是保证优势卵泡正常发育的另一机制。

3.卵母细胞成熟抑制因子

卵母细胞成熟抑制因子由颗粒细胞产生,具有抑制卵母细胞减数分裂的作用,卵丘的完整性是其活性的保证,LH 排卵峰能克服或解除其抑制作用。

4.内皮素

内皮素-1 是肽类物质,产生于血管内皮细胞;具有抑制 LH、促进孕酮分泌的作用。

(五)黄体

排卵后卵泡壁塌陷,卵泡膜内的血管和结缔组织伸入到颗粒细胞层。在 LH 的作用下,颗粒细胞继续增大,空泡化,积聚黄色脂质,形成黄色的实体结构,称为黄体。颗粒细胞周围的卵泡膜细胞也演化成卵泡膜黄体细胞,成为黄体的一部分。如不受孕,黄体仅维持 14 天,以后逐渐被结缔组织取代,形成白体。受孕后黄体可维持 6 个月,以后也将退化成白体。

LH 是黄体形成的关键因素,研究表明它对黄体维持也有重要的意义。在黄体期,黄体细胞膜上的 LH 受体数先进行性增加,以后再减少。但是即使在黄体晚期,黄体细胞上也含有大量的 LH 受体。缺少 LH 时,孕酮分泌会明显减少。

在非孕期,黄体的寿命通常只有 14 天。非孕期黄体退化的机制目前尚不清楚,用 LH 及其受体的变化无法解释。有学者认为可能与一些调节细胞凋亡的基因有关。

(六)下丘脑-垂体-卵巢轴激素的相互关系

下丘脑-垂体-卵巢轴是一个完整而协调的神经内分泌系统。下丘脑通过分泌促性腺激素释放激素控制垂体 LH 和 FSH 的释放,从而控制性腺发育和性激素的分泌;卵巢在促性腺激素作用下,发生周期性排卵并伴有卵巢雌激素、孕激素分泌的周期性变化;而卵巢雌激素和孕激素分泌的周期性变化对中枢生殖调节激素的合成和分泌又具有反馈调节作用,从而使循环中 LH 和 FSH 呈密切相关的周期性变化。

雌、孕激素反馈作用于中枢使下丘脑促性腺激素释放激素和垂体促性腺激素合成或分泌增加,称正反馈;反之使下丘脑促性腺激素释放激素和垂体促性腺激素合成或分泌减少,称负反馈。

循环中当雌激素低于200 pg/mL时对垂体FSH的分泌起抑制作用（负反馈）。在卵泡期，随卵泡发育，由于卵巢分泌雌激素的增加，垂体释放FSH受到抑制，使循环中FSH下降。当卵泡接近成熟，卵泡分泌雌激素使循环中雌激素达到高峰，当循环中雌激素浓度达到或高于200 pg/mL时，即刺激下丘脑促性腺激素释放激素和垂体LH、FSH大量释放（正反馈），形成循环中的LH、FSH排卵峰。然后成熟卵泡在LH、FSH排卵峰的作用下排卵，继之黄体形成。卵巢不仅分泌雌激素，还分泌孕酮。黄体期无论是垂体LH和FSH的释放还是合成均受到抑制作用，循环中LH、FSH下降，卵泡发育受限制；黄体萎缩时，循环中雌激素和孕激素水平下降。由此可见，下丘脑-垂体-卵巢轴分泌的激素的相互作用是女性生殖周期运转的机制，卵巢是调节女性生殖周期的重要环节。若未受孕，卵巢黄体萎缩，致使子宫内膜失去雌、孕激素的支持而萎缩、坏死，引起子宫内膜脱落和出血。因此月经来潮是一个生殖周期生殖的失败及一个新的生殖周期开始的标志。

妇产科常见手术

第一节　外阴阴道手术

一、前庭大腺手术

(一)前庭大腺囊肿切除术

1.适应证

前庭大腺囊肿反复发作非急性感染期，为达到根治目的要求手术切除者。

2.禁忌证

前庭大腺囊肿急性感染期或脓肿已形成者。

3.术前准备

(1)月经干净3～7天内手术。

(2)术前安尔碘Ⅲ型黏膜消毒剂擦拭外阴、阴道，每天1次，共3天。

(3)排空膀胱。

(4)术前0.5～1小时应用抗生素。

4.麻醉与体位

硬膜外麻醉、骶管麻醉或局部浸润麻醉。患者取膀胱截石位。

5.手术步骤

(1)在小阴唇内侧黏膜与皮肤交界处偏黏膜侧，做一与囊肿纵径相近的纵向切口，切口长度以距囊肿上、下两端各0.5～1 cm为宜。

(2)分离囊肿与阴道黏膜间结缔组织，以组织钳夹持囊壁做牵引，钝性加锐性完整游离囊壁到根部，钳夹切断缝扎囊壁基部组织与血管，切除囊肿。

(3)2-0号肠线/可吸收线或4号丝线，自基底部由里向外行荷包状或间断缝合,关闭残腔。

(4)修剪多余的皮肤和黏膜,用3-0号肠线/可吸收线或1号丝线间断缝合阴道黏膜,如囊肿切除后残腔大者,可考虑放置橡皮片引流。

6.术后处理

(1)术后每天安尔碘Ⅲ型黏膜消毒剂清拭外阴,共3~5天。

(2)应用有效抗生素24~48小时。

(3)注意观察手术部位有无血肿。

(4)术后24小时拔除引流皮片,如需拆线,术后5天拆线。

(二)前庭大腺脓肿切开引流术

1.适应证

前庭大腺脓肿形成或囊肿局部已有波动者。

2.禁忌证

前庭大腺急性炎症期,尚未形成脓肿者。

3.术前准备

(1)术前安尔碘Ⅲ型黏膜消毒剂擦拭外阴、阴道,每天1次,共3天。

(2)术前0.5~1小时应用抗生素。

(3)排空膀胱。

4.麻醉与体位

局部浸润麻醉或会阴部神经阻滞麻醉。患者取膀胱截石位。

5.手术步骤

(1)在小阴唇内侧黏膜与皮肤交界处,沿脓肿的直径弧形切开,切口长度应与脓肿长度等长,以利于彻底引流。

(2)排除脓液,清洗脓腔,用生理盐水及抗生素液反复冲洗脓腔,放置皮片引流。

6.术后处理

(1)术后每天消毒液冲洗外阴,便后清洗。

(2)术后24小时去除皮片引流。

(3)当无分泌物排出或脓腔变浅时,应用1∶5 000高锰酸钾或其他外阴消毒液坐浴,每天1次。

(4)应用抗生素治疗。

(5)禁性生活1个月。

二、无孔处女膜切开术

(一)适应证

(1)青春期一经确诊为先天性无孔处女膜,即应手术,以免经血潴留时间过长,导致阴道子宫腔积血,继发输卵管感染、粘连、破裂及子宫内膜异位症等并发症。

(2)幼女可待发育稍成熟后再行手术。

(二)术前准备

常规消毒外阴,术前排空膀胱。

(三)麻醉与体位

局部浸润麻醉或腰骶部麻醉。患者取膀胱截石位。

(四)手术步骤

(1)在经期于阴道口膨隆处中央行穿刺,抽出少量淤积的经血证实为无孔处女膜。如在月经来潮前手术,切开前以金属导尿管入膀胱作为引导,以免误伤膀胱。必要时,在闭锁的处女膜内注入亚甲蓝以帮助识别阴道。如闭锁部位高,且间隔的组织较厚时,可用金属导尿管插入尿道、膀胱,以示指伸入肛门做标志,引导切割闭锁处,以避免损伤尿道、膀胱或直肠。

(2)左手戴双重手套,示指入肛门,将阴道壁顶起作为引导,于阴道口膨隆处做“X”形切口,达处女膜环,切开后的阴道口应能通过两指。

(3)切开闭锁的处女膜后,潴留的暗黑色黏稠经血流出,拭净阴道内积血,查看子宫颈。如子宫颈较窄,应用小号子宫颈扩张器予以扩张,使宫腔内积血流出。输卵管积血多能逐渐排出,不可揉捏、按压腹部,以免破裂或使更多积血流入腹腔。

(4)修剪处女膜切缘,形成圆形阴道处女膜口。

(5)处女膜切缘出血处用 0-0 号肠线做间断缝合。

(五)术后处理

(1)清洗外阴,不宜坐浴或阴道灌洗,以防上行感染。

(2)半卧位休息,术后即可坐起或下床活动,以利经血流出。

(3)对闭锁位置高,组织厚者,可放置阴道模具。

三、会阴切开术

(一)适应证

(1)外阴组织紧张者。

(2)初产妇产钳术、胎头吸引术及臀位助产术。

(3)第二产程延长者。

(4)缩短第二产程。

(5)早产儿防止颅内出血者。

(二)术前准备

常规外阴消毒、导尿。

(三)麻醉与体位

会阴部神经阻滞及局麻。患者取膀胱截石位。

(四)手术步骤

1.会阴侧切术

当宫缩时,左手中、示指伸入阴道内,撑起左侧阴道壁,用会阴切开剪刀自会阴后联合中线向产妇左侧45°方向剪开会阴,长4～5 cm。胎儿胎盘娩出后,用2-0号可吸收线间断缝合阴道黏膜和肛提肌。用2-0号可吸收线间断缝合皮下组织及3-0号可吸收线缝合皮肤。

2.会阴正中切开术

于会阴后联合中间切开,长2.5～3 cm。胎儿胎盘娩出后,用2-0号可吸收线间断缝合阴道黏膜及肌肉,亦可将肌肉与皮下组织间断缝合,3-0号可吸收线缝合皮肤。

3.会阴旁正中切开术

会损伤前庭大腺和前庭球,出血多。

(五)术后处理

(1)会阴擦洗,每天2次。

(2)术后3～5天拆线。

(3)酌情应用抗生素。

四、产钳术

产钳术是利用产钳作为牵引力或旋转力,以纠正胎头方位、协助胎头下降及胎儿娩出的产科手术。根据手术时胎头双顶径及骨质最低部在骨盆内位置的高低而分为出口产钳、低位产钳、中位产钳术及高位产钳术4类。不用分开阴唇在阴道口就能看到胎儿头皮,胎头骨质部分已经到达骨盆底,矢状缝位于骨盆出口平面的前后径上;胎方位为枕左前、枕右前、枕左后或枕右后,胎头达到会阴部,旋转不超过45°为出口产钳。胎头骨质部分达到或超过+2水平但未达到骨盆底,旋转＜45°或＞45°为低位产钳。胎头骨质部分位于0和+2之间为中位产钳。胎头骨质部分位于0或以上为高位产钳。

(一)适应证

(1)第二产程延长者。

(2)胎儿窘迫或有合并症需要缩短第二产程者。

(3)有子宫瘢痕者。

(4)颏前位或臀后位出头困难者。

(二)术前准备

(1)常规外阴消毒,导尿。

(2)初产妇行会阴切开术。

(三)麻醉与体位

双侧会阴部神经阻滞及局麻。患者取膀胱截石位。

(四)手术步骤

(1)若为枕前位、枕后位或枕横位,可先徒手转胎头,使矢状缝与骨盆出口前后径方向一致。

(2)以左手持左钳柄,使钳叶垂直向下,撑开阴道壁,右手掌面向上伸入胎头与阴道后壁之间,将左钳叶沿右手掌伸入掌与胎头之间,右手指引钳叶向胎头左侧及向内滑行,同时钳柄逐渐向下并微向逆时针方向旋转,最后钳叶与钳柄在同一水平位上,左钳叶置于胎头左侧顶颞部。

(3)右手垂直持右钳柄,左手伸入胎头与阴道右后壁之间。将右叶产钳置于左叶产钳上面,按放置左叶产钳法放置右叶产钳,使其达左钳叶相对应的位置。

(4)检查无阴道壁或子宫颈组织夹入后,合拢钳锁,向外向下牵拉产钳。

(5)胎头枕骨结节越过耻骨弓下方时,逐渐将钳柄向上提,使胎头仰伸而娩出。

(6)撤下产钳,娩出胎体及胎盘,缝合软产道。

(五)术后处理

(1)会阴擦洗,每天 2 次。

(2)术后 3～5 天拆线。

(3)酌情应用抗生素。

(4)产程长者,留置导尿管 24 小时。

第二节　子宫手术

一、子宫颈活检术

(一)适应证

(1)子宫颈赘生物需要确诊者。

(2)子宫颈细胞巴氏Ⅲ级及以上者或阴道脱落细胞学检查找到癌细胞需经病理证实者。

(3)薄层液基细胞学检查提示不明意义的非典型鳞状上皮,或者为低级别鳞状上皮内病变或高级别鳞状上皮内病变。

(4)阴道镜检查发现可疑病变或临床检查可疑子宫颈癌或癌前病变者。

(二)禁忌证

生殖器官急性炎症或阴道有明显感染征象。

(三)术前准备

(1)常规阴道分泌物检查。

(2)排空膀胱。

(四)麻醉与体位

不需要麻醉,患者取膀胱截石位。

(五)手术步骤

(1)安尔碘Ⅲ型黏膜消毒剂消毒外阴及阴道。

(2)铺无菌洞巾。

(3)阴道窥器暴露子宫颈,擦去子宫颈黏液,安尔碘Ⅲ型黏膜消毒剂消毒子宫颈,用活检钳钳取病变部位组织,阴道镜检查可疑处或碘试验不着色处及3点、6点、9点、12点处,于鳞-柱状上皮交界处各取约直径为0.5 cm的组织。

(4)子宫颈局部填塞带尾线纱布或棉球压迫止血,必要时缝合止血。

(六)术后处理

(1)子宫颈活检组织装瓶、固定,送病理学检查。

(2)纱布压迫止血者,24小时取出。

二、子宫颈息肉摘除术

(一)适应证

子宫颈息肉。

(二)禁忌证

生殖道急性炎症。

(三)术前准备

(1)月经干净3～7天内手术。

(2)术前常规检查阴道分泌物。

(3)术前子宫颈细胞学检查,必要时行阴道镜检查。

(4)排空膀胱。

(四)麻醉与体位

无须麻醉,患者取膀胱截石位。

(五)手术步骤

(1)安尔碘Ⅲ型黏膜消毒剂常规消毒外阴、阴道,铺无菌洞巾。

(2)阴道窥器暴露子宫颈,擦去子宫颈黏液,安尔碘Ⅲ型黏膜消毒剂消毒子宫颈。

(3)蒂部细的小息肉可用长弯钳钳夹后向同一方向旋转扭断;蒂部粗的息肉需先扩张子宫颈后再钳夹、扭转;子宫颈管内的小息肉可在扩宫后用锐利的小刮匙去除。宽底无蒂的息肉可用电刀切除。

(4)蒂部出血,可填塞无菌纱布或纱球压迫止血,也可局部电凝、微波止血。蒂部粗者可结扎或用丝线缝扎。

(六)术后处理

(1)阴道填塞纱布或纱球者,24 小时内取出。

(2)适当休息,禁止盆浴及性生活 1 个月。

(3)切除的息肉用 10%甲醛固定,送病理学检查。

(4)术后 1 个月门诊复查。

三、子宫肌瘤切除术

子宫肌瘤切除术是切开子宫肌层,将肌瘤从假包膜中剔除,然后整形缝合子宫的手术。此术式使患者术后能继续行经,并恢复和改善生育能力。可通过腹腔镜、宫腔镜、经腹(开腹)和经阴道(非宫腔镜)等多种途径完成。

(一)适应证

(1)子宫肌瘤为原发不孕或习惯性流产的主要原因之一,男女双方检查有生育可能者。

(2)子宫肌瘤有变性或数目不多者,患者年轻(年龄≤45 岁)需要保留子宫者。

(3)子宫肌瘤患者年轻而没有子女者,或已有子女,但对摘除子宫有顾虑,要求保留子宫者。

(4)子宫肌瘤引起月经紊乱、经量过多、合并贫血、肿瘤较大,需要保留生育功能的患者。

(二)禁忌证

(1)异常子宫出血,疑有生殖器官恶性病变可能者。

(2)各种疾病的急性期或严重的全身性疾病。

(3)盆、腹腔急性炎症期或慢性炎症急性、亚急性发作。

(4)月经期或阴道流血时间过长,疑有盆腔潜在感染,未治疗者。

(5)子宫腺肌瘤。

(三)术前准备

(1)子宫颈细胞学检查,排除子宫颈病变。

(2)不规则阴道出血者,注意排除子宫内膜病变。

(3)检查有无阴道和盆腔感染。

(4)月经干净3～7天内手术为最佳。

(5)术前0.5～1小时用抗生素。

(四)麻醉与体位

持续性硬膜外麻醉或者气管内插管全身麻醉。患者取仰卧位。

(五)手术步骤

经腹(开腹)子宫肌瘤切除术。

1.切口

下腹正中左旁纵向切口或耻骨联合上两横指横向切口,逐层切开腹壁各层。

2.探查

了解子宫肌瘤大小、部位、深浅、数目,以决定子宫切口。

3.暴露盆腔

分离与子宫、附件粘连的大网膜和肠管后排垫肠管,暴露盆腔手术野。

4.阻断子宫血供

上提子宫体部,在子宫峡部左、右侧阔韧带无血管区各做一小切口,用胶管止血带分别穿过小切口,汇合于子宫前方,束扎子宫动、静脉,暂时阻断两侧子宫动脉上行支。亦可肌内注射垂体后叶素刺激子宫收缩。

5.切开子宫肌壁和肌瘤包膜

在肌瘤表面血管较少的部位,视肌瘤大小行纵形、梭形或弧形切口,深至肌瘤包膜。

6.剔除肌瘤

钳夹提拉肌瘤瘤核,并沿瘤核表面钝性分离包膜,至基底部血管较多时,分次钳夹血管,切除肿瘤,缝扎或结扎残端。

7.缝合关闭瘤腔

修剪肌瘤包膜和多余的子宫肌壁,用可吸收线行“8”字形或连续缝合1～2层,封闭瘤腔。

8.缝合浆肌层

用可吸收线行间断、“8”字形或者连续缝合浆肌层，必要时可连续缝合包埋切缘。

9.彻底止血

松开止血带，观察子宫肌壁切口是否出血，必要时缝扎止血。

10.关腹

冲洗子宫切口和盆、腹腔，必要时放置腹腔引流管，分层缝合腹壁各层。

（六）术后处理

（1）注意外阴清洁，如术中可能进入宫腔，术前3小时内至术后24小时内预防性应用抗生素，注意患者体温变化。

（2）术后保留导尿管24小时。

（3）术后可适当用缩宫素，注意阴道流血情况。

（4）如需拆线，术后7天拆线。

（5）长期随诊，注意有无肌瘤复发。

（6）术后常规避孕0.5～2年，浆膜下肌瘤或者对子宫损伤小的情况下，术后3个月可考虑妊娠。

四、子宫切除术

子宫切除术按手术途径分为经腹部子宫切除术、经腹腔镜子宫切除术和经阴道子宫切除术3种。按照手术范围分为次全子宫切除术、全子宫切除术、次广泛子宫切除术和广泛性子宫切除术。全子宫切除术又分为筋膜外全子宫切除术和筋膜内全子宫切除术2种。每种术式各具有其手术指征，各具有优、缺点。

（一）次全子宫切除术

次全子宫切除术又称部分子宫切除术，手术切除子宫体，保留子宫颈。

1.适应证

（1）子宫体部及附件良性肿瘤或病变需要切除子宫，子宫颈无明显病变，年龄在45岁以下或要求保留子宫颈者。

（2）子宫破裂、子宫内翻、产后大出血等紧急情况，必须切除子宫者。

（3）因各种原因切除子宫，但切除子宫颈异常困难者。

（4）必须切除子宫，但合并严重全身性疾病，对手术耐受性较差者。

（5）子宫体部及附件恶性肿瘤姑息性手术者。

2.禁忌证

（1）子宫颈有严重病变，如宫颈上皮内瘤变或子宫颈细胞学检查有可疑病变者，不宜保留子宫颈。

(2)子宫肌瘤恶变或有其他子宫恶性病变者。

(3)盆、腹腔急性炎症期，或慢性炎症急性、亚急性发作。

(4)各种疾病的急性期或严重的全身性疾病，不能承受手术者。

(5)月经期或阴道流血时间过长，疑有盆腔潜在感染，未治疗者。

3.术前准备

(1)妇科检查确定子宫及附件病变程度和范围，以及子宫大小、位置、活动度、与附件和邻近脏器关系。

(2)子宫颈细胞学检查，排除子宫颈病变；不规则阴道出血者，注意排除子宫内膜病变。

(3)检查有无阴道和盆腔感染。

(4)月经干净 3～7 天为最佳时机。

4.麻醉与体位

持续性硬膜外麻醉或者气管内插管全身麻醉。患者取仰卧位。

5.手术步骤

经腹(开腹)次全子宫切除术。

(1)切口：同子宫肌瘤切除术。

(2)探查盆腔：了解子宫、附件及与周围脏器的关系。怀疑肿瘤恶变时，还应探查横隔、肝、脾、胃、肾、肠、大网膜及淋巴结转移等。探查完毕，以盐水大纱布垫开肠管，充分暴露手术野。

(3)提拉子宫：用两把长弯血管钳，沿子宫角直达卵巢固有韧带下方，夹持子宫两侧向上牵引。

(4)缝扎圆韧带：以组织钳提起圆韧带，在距子宫附着点 2～3 cm 处，用中弯血管钳钳夹，切断，以 7 号丝线或 1-0 号可吸收线贯穿缝合结扎远侧端。

(5)处理附件：如不保留卵巢，将子宫及输卵管、卵巢向上向侧方提拉，术者用手指或血管钳将阔韧带向前顶起，避开血管打洞，以 3 把粗中弯血管钳，向外向内，并排钳夹住卵巢悬韧带，钳夹后检查无其他组织，于第 2、第 3 把钳子之间切卵巢悬韧带，7 号丝线贯穿缝扎两次。对侧同法处理。如保留附件，用中弯钳夹住输卵管峡部及卵巢固有韧带，切断，7 号丝线贯穿缝扎两次。

(6)剪开膀胱腹膜反折，下推膀胱：于子宫侧圆韧带断端处，在阔韧带两叶之间，插入钝头剪刀，沿子宫附着的边缘，分离并剪开阔韧带前叶及膀胱腹膜反折，直达对侧圆韧带断端下方阔韧带处。亦可用无齿镊提起膀胱腹膜反折中央的疏松游离部分，剪开，并向两侧剪开达双侧圆韧带断端处。以血管钳提起膀胱腹膜反折边缘，用手指或刀柄沿膀胱筋膜间的疏松组织，向下及两侧钝行剥离推开膀胱，达拟切除部分稍下，相当于子宫内口略下，侧边达子宫颈旁 1 cm。

(7)分离及剪开阔韧带后叶：贴近子宫剪开阔韧带后叶达子宫骶骨韧带附近，轻轻推开阔韧带内疏松组织，显露出子宫动、静脉。

(8)处理子宫血管：用 2 把直扣血管钳和 1 把弯扣血管钳，于子宫峡部水平垂直钳夹切断子宫动、静脉，断端以 10 号丝线和 7 号丝线各做一道贯穿缝扎。对侧以相同方法处理。

(9)切除子宫体：于子宫内口水平楔形切除子宫体，用组织钳将子宫颈残端提起。子宫颈断端用安尔碘Ⅲ型黏膜消毒剂消毒后，用 1-0 号可吸收线做“8”字或间断缝合。

(10)子宫颈残端悬吊(非必需步骤)：用 10 号丝线将圆韧带及附件残端分别缝合、固定于子宫颈残端两侧。

(11)重建盆腔腹膜：检查清理子宫颈断端创面，止血后，从一侧卵巢悬韧带断端开始，将腹膜提起，以 1 号丝线或 3-0 号可吸收线做连续或间断缝合，直达对侧卵巢悬韧带断端，缝合时将各断端翻在腹膜外，使盆腔腹膜化。

(12)关腹：冲洗盆、腹腔，必要时放置引流管，分层缝合腹壁各层。

6.术后处理

(1)保留导尿管 24 小时。

(2)应用抗生素预防感染 24～48 小时。

(3)术后半个月内不宜活动过多，1 个月内禁止性生活。

(二)筋膜外全子宫切除术

1.适应证

(1)子宫肌瘤等良性疾病需要切除子宫，子宫颈有严重病变，或年龄较大的妇女。

(2)早期子宫恶性肿瘤，如子宫内膜癌、子宫颈原位癌。

(3)盆腔炎性肿块、结核性包块等经非手术治疗无效者。

2.禁忌证

(1)子宫肌瘤合并有子宫颈癌 $Ⅰ_{A2}$ 期以上者或较晚期的子宫肿瘤或附件恶性肿瘤患者不宜行单纯全子宫切除术。

(2)盆、腹腔急性炎症期，或慢性炎症急性、亚急性发作。

(3)各种疾病的急性期或严重的全身性疾病，不能承受手术者。

(4)月经期或阴道流血时间过长,疑有盆腔潜在感染,未治疗者。

(5)需要保留生育功能者。

3.术前准备

同次全子宫切除术。

4.麻醉与体位

同次全子宫切除术。

5.手术步骤

(1)从开腹至处理子宫血管的手术步骤同子宫次全切除术。

(2)处理主韧带和子宫骶骨韧带:向头侧提拉子宫,进一步下推膀胱至子宫颈外口水平以下,同时向两边缓慢推挤输尿管。推开膀胱,摆正子宫位置,以直扣钳紧贴子宫颈,同时钳夹骶主韧带(或先后钳夹一侧主韧带及子宫骶骨韧带)。紧贴子宫颈切断。10号丝线缝合断端。必要时重复钳夹、切断、缝扎,直至子宫颈旁组织完全切断,子宫颈充分游离。相同方法处理对侧。

(3)切除子宫:提起子宫,以纱布垫围绕子宫颈,在阴道前穹隆处横切小口,自此沿穹隆环状切断阴道,子宫随之切除。1块小纱布拭去子宫颈及阴道黏液下推入阴道,阴道断端以4把组织钳钳夹牵引。

(4)缝合阴道断端:阴道断端以安尔碘Ⅲ型黏膜消毒剂消毒,取出围绕子宫颈的纱布,以1-0号可吸收线连续锁扣式缝合或“8”字形间断缝合。

(5)缝合盆腔腹膜:同次全子宫切除术。

(6)关腹:冲洗盆、腹腔,分层缝合腹壁各层。术毕消毒后取出阴道内纱布。

6.术后处理

(1)保留导尿管24小时。

(2)应用抗生素预防感染24～48小时。

(3)阴道断端出血:全子宫切除术后2天,可能有少量阴道出血,多为术中残留的阴道积血,不需处理。术后7天左右,由于缝线吸收和脱落,可发生局部少量渗血,多为淡红色或浆液性渗出,持续2～3周逐渐减少而消失。若出血持续时间较长,应注意有无感染,进行检查,根据情况处理。如术后短时间内发生阴道活动性出血,应立即进行检查,找出原因,如为断端出血,可用纱布压迫,如为活动性出血,应立即局部结扎或钳夹止血,量多者应重新打开腹腔止血。术后2周后突然大量出血,多因线结脱落或感染,断端感染裂开者,可用安尔碘Ⅲ型黏膜消毒剂纱布压迫,如为盆腔血肿,必要时开腹止血。

(4)术后半个月内不宜活动过多,1个月内禁止性生活。

(三)筋膜内全子宫切除术

手术切除子宫体部及子宫颈筋膜以内的子宫颈组织。

1.适应证

子宫及子宫颈良性病变,已排除子宫颈癌或子宫内膜癌。

2.禁忌证

同筋膜外全子宫切除术。

3.术前准备

同筋膜外全子宫切除术。

4.麻醉与体位

同筋膜外全子宫切除术

5.手术步骤

(1)从开腹至处理子宫血管的手术步骤同筋膜外全子宫切除术。

(2)切除子宫:环绕子宫颈周围填入小纱布1块,尽可能上提子宫,环形切开子宫峡部3～5 cm,钳夹并下推子宫颈四壁筋膜,沿子宫颈筋膜深面逐渐向下切开,切除子宫体部及筋膜内子宫颈组织。将子宫颈外口筋膜上提,与子宫颈内口处筋膜对合后钳夹,以止血和牵引。

(3)缝合子宫颈筋膜:取出环绕切缘的纱布,用安尔碘Ⅲ型黏膜消毒剂擦拭子宫颈残端,并向阴道内塞入小纱布1块,然后用2-0号可吸收线连续扣锁缝合子宫颈筋膜边缘1圈,间断“8”字形关闭子宫颈筋膜内缘。

(4)创面检查:包括各缝合点、分离创面有无活动性出血,有无组织器官损伤和被缝扎等。有活动性出血者应缝扎止血。

(5)重建盆腹膜:冲洗、清理手术创面,2-0号可吸收线间断缝合关闭盆腹膜,包埋双侧附件、圆韧带断端和子宫颈筋膜残端。

6.术后处理

同筋膜外全子宫切除术。

五、剖宫产术

剖宫产术指妊娠28周后,切开腹壁与子宫壁,取出体重1 000 g以上的胎儿及胎盘。

(一)适应证

1.产道异常

(1)头盆不称:骨盆显著狭小或畸形;相对性头盆不称者,经过充分试产胎头仍未入盆者。

(2)软产道异常:瘢痕组织或盆腔肿瘤阻碍先露下降者;子宫颈水肿、坚硬不易扩张者;先天性发育异常。

2.产力异常

原发性或继发性宫缩乏力经处理无效者。

3.胎儿异常

(1)胎位异常:横位,颏后位,高直后位;枕后位或枕横位合并头盆不称或产程延长,阴道分娩有困难及危险。臀位合并以下情况放宽剖宫产指征:足先露,骨盆狭窄,胎膜早破,胎头过度仰伸,宫缩乏力,完全臀位而有不良分娩史者,估计胎儿在 3 500 g 以上者。

(2)胎儿窘迫:经吸氧等处理无效,短期内不能阴道分娩。

(3)脐带脱垂:胎儿存活。

(4)胎儿过大:估计>4 000 g,可疑头盆不称。

4.妊娠合并症

(1)产前出血:如前置胎盘,胎盘早剥。

(2)瘢痕子宫:有前次剖宫产史,前次的手术指征在此次妊娠依然存在,或估计原子宫切口愈合欠佳者,以及前次剖宫产切口位于子宫体部;如曾做过子宫肌瘤切除术且切入宫腔者,此次亦应考虑剖宫产术。

(3)妊娠合并症或并发症病情严重者不易耐受分娩过程,需做选择性剖宫产,如妊娠合并严重的心脏病、糖尿病、肾病等;先兆子痫前期或子痫控制 2 小时短期内不能经阴道分娩者,肝内胆汁淤积等。

(4)做过生殖道瘘修补或陈旧性会阴Ⅲ度撕裂修补术者。

(5)先兆子宫破裂无论胎儿存活与否均应做剖宫产术。

(6)高龄初产妇,多年不育或药物治疗后受孕者,或有难产史而无胎儿存活者。

(7)胎儿珍贵:如以往有难产史又无胎儿存活者,反复自然流产史,迫切希望得到存活胎儿者,均应适当放宽剖宫产指征。

(8)胎儿畸形:如双胎联胎。

(二)禁忌证

死胎、严重畸形或生后无存活能力的胎儿经过处理后能阴道分娩者,应视为剖宫产禁忌。

(三)术前准备

(1)术前查血常规、凝血功能及尿常规。

(2)术前常规备皮、备血、留置导尿管。

(3)若为选择性剖宫产,术前晚进流质,术日晨禁食。

(4)术前禁用呼吸抑制剂,如吗啡等,以防新生儿窒息。

(5)胎儿未成熟者应用促胎肺成熟药物,做好常规新生儿复苏和急救准备。

(6)产妇有酸中毒、脱水、贫血等合并症,术前应予以纠正。

(7)做好新生儿复苏准备,必要时请新生儿科医师协助。

(四)麻醉与体位

1.麻醉

产妇无合并症者可选用单次硬膜外麻醉、腰麻或联合麻醉;产妇合并有先兆子痫、心脏病、癫痫、精神病等,宜采用连续硬膜外麻醉以减少刺激;椎管内麻醉禁忌者选全身麻醉。

2.体位

患者取仰卧位。

(五)分类及其适用范围

剖宫产术式有子宫下段剖宫产术、子宫体部剖宫产术、腹膜外剖宫产术。

1.子宫下段剖宫产术

子宫下段剖宫产术为目前临床上最常用的剖宫产术,切口在子宫下段,术时出血少,也便于止血;子宫切口因有膀胱腹膜反折覆盖,伤口愈合较好,瘢痕组织少,术后与大网膜、肠管的粘连或腹膜炎较少见;术后切口愈合好,再次分娩时子宫破裂概率较低,故该术式已成为目前临床上常规剖宫产的方法。子宫下段切口有两种,即纵切口和横切口,前者用于下段较长而胎头较低者,前置胎盘位于子宫下段前壁者。其余多选用下段横切口。

2.子宫体部剖宫产术(又称古典式剖宫产术)

切口在子宫体部,为纵向切口,操作简单,无损伤子宫动、静脉危险。但术中出血多,术后伤口愈合较差;切口易与大网膜、肠管、腹壁粘连,术后肠胀气、肠麻痹也易发生;再次分娩时易发生子宫破裂,故多已被子宫下段剖宫产所代替。其适应证为子宫下段前壁前置胎盘、下段窄或形成不好,或第二次剖宫产粘连严重者;强迫体位,子宫下段无法暴露者;子宫极度前倾无法暴露下段者;子宫下段被肌瘤占据或被肿瘤侵蚀难以暴露者;子宫局部痉挛性缩窄环,只有切开缩窄环才可取出胎儿者;头先露已深入骨盆者;胎儿联体畸形者。

3.腹膜外剖宫产术

腹膜外剖宫产术为一种不进入腹腔而通过子宫下段切口娩出胎儿的手术方

式。适用于合并宫内感染或可疑感染而需剖宫产者。因其操作较复杂,费时长,有胎儿窘迫存在或胎儿巨大者,操作不熟练者不适用。尤其存在下列情况时,禁忌行腹膜外剖宫产术:①需探查盆腔、腹腔的剖宫产术,如妊娠合并子宫肌瘤、畸形子宫妊娠、子宫先兆破裂或子宫破裂者、需紧急行剖宫产手术者;②前置胎盘、胎盘附着在子宫下段前壁时;③胎儿宫内窘迫或需迅速娩出胎儿时;④估计有产后出血风险,需要徒手按摩子宫、子宫捆绑术或子宫动脉结扎者,如巨大胎儿或双胎。

(1)手术步骤:具体方法如下。

子宫下段剖宫产术。①切口:取下腹正中切口、正中旁切口或横切口。②逐层入腹暴露子宫下段,在子宫下段膀胱反折腹膜交界处下 2~3 cm 弧形剪开腹膜反折,撕至 11~12 cm。用弯止血钳提起下缘,用手指钝性分离膀胱与子宫壁之间疏松组织。暴露子宫肌壁 6~8 cm。③横行切开子宫下段肌壁约 3 cm 长小口,用手指向两侧撕开子宫下段肌层宽约 10 cm 后破膜,羊水吸出后,术者右手从胎头下方进入宫腔,将胎头慢慢托出子宫切口,助手同时压子宫底协助娩出胎头。胎头高浮以致娩出困难者可产钳协助娩出胎头。胎头过低出头有困难时,台下助手戴消毒无菌手套,由阴道向上推胎头助娩。胎头娩出后立即挤出新生儿口鼻黏液。若为臀位,则牵一足或双足,按臀牵引方式娩出胎儿。单臀则不必牵双足,同头位娩出法娩出胎臀,或牵引胎儿腹股沟,以臀助产方式娩出胎儿。④胎儿娩出后,助手立即在子宫底注射缩宫素 20 U。⑤术者再次清理呼吸道,断脐后交台下处理。用组织钳夹住子宫切口的血窦。⑥胎盘可自娩,亦可徒手剥离,查胎盘、胎膜是否完整。⑦干纱布擦拭宫腔,用 1-0 号可吸收线连续缝合子宫肌层,间断缝合 1 次。⑧检查子宫切口和缝合处有无出血后,2-0 号可吸收线连续缝合膀胱腹膜反折。⑨探查双附件有无异常。⑩逐层关腹。

子宫体部剖宫产术。①切口:取下腹正中或正中旁纵向切口。②逐层进腹,暴露子宫,于腹壁与子宫壁间堵塞纱布垫,以推开肠管,防止宫腔内容物溢入腹腔。③于腹膜反折上纵向切开子宫体部,扩大切口至 10 cm 左右。破膜后,从切口娩出胎儿,用手挤出胎儿口、鼻腔中的液体,娩出胎盘。1-0 号可吸收线连续对合缝合肌层的内 2/3,不穿透内膜,间断或连续缝合浆肌层。1 号丝线连续褥式内翻缝合浆膜层。④探查双附件有无异常,常规关腹。

腹膜外剖宫产术。①侧入式。切口:取下腹正中纵向切口、正中旁纵向切口或耻骨联合上两横指横切口长 10~12 cm。依次切开皮肤、皮下组织、腹直肌前鞘,分离腹直肌及锥状肌,显露腹膜筋膜及膀胱。触摸膀胱顶缘的界限:沿腹壁切口左侧缘,分离腹壁后间隙,暴露膀胱前壁及左侧缘。分离深度以不超过腹壁下动脉为宜。用拉钩提起左侧腹壁,暴露膀胱左侧缘及其外侧的脂肪堆。分离脂肪堆,暴露三角区:将脂肪堆向外侧推,三边由腹壁下动脉、腹膜返折及膀胱侧壁构成。子宫肌壁构成了三角区的底,其表面附着子宫前筋膜。将子宫膀胱反折腹膜下 1 cm 处的子宫颈前筋膜钳起,将其横行切开,达子宫右侧缘。从子宫颈前筋膜下游离切口以下的膀胱后壁,从子宫颈前筋膜外游离子宫颈前筋膜以上的膀胱后壁,在此过程中,如左侧脐圆韧带使子宫下段肌层不会充分暴露,钳夹、切断、结扎,留线。一只手提起腹膜反折,另一只手提起膀胱,拉紧膀胱与腹膜反折间的筋膜,剪开筋膜,显露子宫下段肌层。其余同子宫下段剖宫产术,最后使膀胱复位,查无出血,间断或“8”字形缝合子宫颈前筋膜,结扎脐圆韧带两断端留线,缝合腹壁各层。②顶入式:切开腹壁,显露膀胱筋膜,步骤同侧入式。于膀胱顶缘下 2 cm 处,切开膀胱筋膜,用血管钳伸入筋膜切口内分清层次,边分离,边沿膀胱边缘剪开直达侧方中部,相同方法切开对侧筋膜。钳起膀胱筋膜的上切缘,用剪刀向膀胱顶部稍加分离即达膀胱前反折。于近膀胱肌层处将脐中韧带钳夹、切断、结扎,此后一直游离至膀胱后腹膜反折完全显露为止。将腹膜向上、膀胱向下牵拉,使膀胱肌层与腹膜间界限扩大。切开子宫颈前筋膜,并向左右扩大约10 cm。用手指伸入筋膜切口内,向下钝性分离,充分显露子宫下段。其余同侧入式。③顶-侧结合式:切开腹壁等操作与侧入式相同。提起膀胱筋膜,做一小横切口,提起筋膜切缘,以示指入筋膜切口内向膀胱顶部及两侧钝性分离,右侧达脐旁韧带,左侧达膀胱中部。剪开筋膜,向上提拉,一只手固定腹膜,另一只手下推膀胱。分离膀胱左侧至左脐旁韧带,将膀胱左侧脂肪同筋膜推向外侧,显露膀胱左侧缘,找到腹膜反折,辨认三角区。于三角区腹膜反折缘下方钳夹并剪开子宫颈前筋膜,左右钝性分离,显露子宫下段肌层,其余同侧入式和顶入式。

(2)术后处理:①术后注意阴道出血情况,应用缩宫素。②术后留置导尿管24 小时,去除导尿管后可适当起床活动。③应用抗生素预防感染。④术后 7 天拆线,横切口 5 天拆线。

第三节 附件手术

常见输卵管及卵巢手术有输卵管切除术、输卵管结扎术、输卵管吻合术、输卵管及卵巢切除术、卵巢肿瘤剥除术。

一、输卵管切除术

(一)适应证

(1)经非手术治疗无效的慢性输卵管炎,输卵管积水、积脓、积血。

(2)输卵管妊娠。

(3)输卵管良性肿瘤。

(4)其他手术时预防性切除输卵管。

(二)禁忌证

(1)患者一般情况太差或合并严重内、外科疾病不能耐受剖腹手术者。

(2)急性盆腔炎症,未形成局限性脓肿者。

(三)术前准备

同全子宫切除术。

(四)麻醉与体位

同全子宫切除术。

(五)手术步骤

(1)切口:做下腹正中纵向切口长 8～10 cm。

(2)探查盆腔:探查子宫、附件与周围脏器,输卵管本身是否粘连,有粘连者予以分离,使附件解剖关系正常,并检查卵巢能否保留等,决定是否单纯切除输卵管。

(3)切除输卵管:将病变的输卵管提起,使输卵管系膜展平。再用两把弯或直的血管钳自伞端输卵管系膜向子宫角部钳夹。在两个血管钳钳夹中间切断。用 7 号丝线贯穿缝扎近卵巢侧的系膜断端。如系膜长可分次钳夹。缝扎可在每次钳夹、切断后进行,也可待全部系膜切断后进行。如果是部分输卵管切除,则在输卵管峡部予以钳夹,切断,用 7 号丝线结扎。如果是全部输卵管切除,则将子宫角(输卵管间质部)做楔形切除,立即用 2-0 号可吸收线“8”字形肌层缝扎,止血。

(4)包埋系膜残端:如残端间距稍大,可用 3-0 号可吸收线缝合韧带腹膜,覆盖系膜残端。子宫角部以圆韧带覆盖。如此蒂残端间距小,各残端缝扎合拢,连同子宫角部都可用圆韧带包埋。

(5)常规逐层关腹。

(六)术后处理

(1)注意外阴清洁,预防性应用抗生素或不用抗生素。

(2)术后保留导尿管 24 小时。

(3)术后 6~7 天拆线。

(4)术后 1 个月内禁止性生活。

二、输卵管结扎术

(一)适应证

符合绝育条件且无禁忌证者。

(二)禁忌证

各种急性传染病或慢性疾病身体状况不能胜任手术者,或 24 小时内两次体温超过 37.5 ℃者暂缓手术。

(三)术前准备

(1)手术时间:选择在月经干净后 3~7 天,流产或分娩后宜在 48 小时内手术。

(2)全身及妇科检查,术前备皮及排空膀胱,查血常规、凝血功能、尿常规。

(四)麻醉与体位

局麻、腰麻或硬膜外麻醉。患者取仰卧位。

(五)手术步骤

1.切口

下腹正中切口或横切口,长为 2~3 cm。一般在耻骨联合上 3~4 cm,产后或中孕期引产后则在子宫底下方 2~3 cm 处。

2.纠正子宫位置

开腹后用示指探及子宫底后部,将子宫体顶向前方。或将卵圆钳放入耻骨联合下方滑至子宫前壁,继续滑至子宫底,紧贴后壁滑入直肠凹,张开卵圆钳(间距2~3 cm),向前上方稍提起,使子宫为前位。

3.提取输卵管

(1)卵圆钳取管法:将无齿卵圆钳放入耻骨联合后方,沿子宫体滑至子宫角处,张开卵圆钳斜向上方夹取输卵管,提至切口,亦可在手指引导下夹取输卵管。

(2)指板取管法:示指沿子宫底滑至输卵管后方将其挑起,另一只手持指板沿示指掌面进入腹腔达输卵管前方,将输卵管夹在指板与示指掌面之间,并向伞端移动,以夹住输卵管中段,提至切口,用组织钳夹持输卵管。

(3)输卵管钩取管法:右手持钩,弯向前,背朝后,自子宫前壁沿子宫底滑至宫角后方,紧贴阔韧带后叶,将钩向前上方提起。

(4)内诊直视取管法:助手经阴道将子宫向切口反向托起,使子宫角接近切口,直视取管。

4.结扎输卵管

(1)抽芯包埋法:夹住输卵管峡部两端,用0.5%普鲁卡因1~2 mL注入浆膜下,使浆膜与输卵管管芯分开,纵向切开浆膜1~2 cm,钳夹、分离、切除管芯0.5~1 cm。4号丝线结扎两断端,近端包埋于系膜内,远端固定于浆膜外,1号丝线连续缝合浆膜切口。

(2)袖套结扎法:于峡部浆膜下注射0.5%普鲁卡因1~2 mL,使浆膜与输卵管管芯分离,在峡部近端将浆膜与管芯一起剪断,用小血管钳钳夹住管芯两断端,剥离管芯约1 cm,4号丝线结扎两端,近端管芯即回缩于浆膜套口内,远端露于浆膜外,1号丝线缝合远端浆膜并固定外露远端。

(3)输卵管折叠结扎切断法:于峡部提夹输卵管,使之折叠,距钳夹顶端1~1.5 cm处血管钳横夹输卵管,压挫肌层,4号丝线缝扎经过压挫的系膜,结扎压痕处,于结扎线以上剪去输卵管。

(4)输卵管伞端包埋法:于阔韧带前叶腹膜接近伞端处做一与输卵管垂直切口,长约2 cm。1号丝线缝穿输卵管浆肌层前后各一针,勿穿透内膜,将输卵管伞部引入阔韧带切口内,引出打结。1号丝线间断缝合阔韧带切缘与输卵管浆肌层,以封闭切口。

(5)输卵管伞端切除法:钳夹输卵管伞端,切除后用4号丝线缝扎残端,继之包埋于阔韧带前叶内。

(6)输卵管切除法:钳夹输卵管系膜达子宫角部,再用血管钳夹住输卵管根部,切除输卵管,4号丝线缝扎残端,以圆韧带覆盖。

(六)术后处理

(1)术后7天拆线。

(2)术后1个月内禁止性生活。

三、输卵管吻合术

（一）适应证

（1）确诊为输卵管阻塞引起的不孕者。

（2）输卵管结扎术后要求恢复生育能力者。

（二）禁忌证

（1）急性盆腔炎患者。

（2）全身严重疾病患者。

（三）术前准备

（1）行子宫输卵管造影检查以明确输卵管阻塞的部位及宫腔有无病变，手术时间要在造影3个月后施行。

（2）术前备皮，留置导尿管，肠道准备。

（3）手术时间在月经干净后3～7天为宜，此时输卵管黏膜较薄，断端容易对合，故增殖早期是最好的手术时机。

（4）手术时可配合使用眼科放大镜或手术显微镜，并备齐显微外科所用器械。

（5）术前在阴道内填塞消毒纱布以便使子宫靠近腹壁。

（6）术前准备无创伤缝合线。

（四）麻醉与体位

腰麻或硬膜外麻醉。患者取仰卧位。

（五）手术步骤

（1）下腹部纵（横）向切口进腹，提起子宫达切口处，子宫后方放盐水垫托起子宫，输卵管放于手术切口外。切口以刚好夹住固定子宫为宜。

（2）从输卵管伞端逆行通水，找到梗阻部位。

（3）注入生理盐水1 mL于阻塞的输卵管浆膜下，呈白色水泡状。

（4）纵向切开水疱的浆膜1 cm，分离、暴露输卵管管腔。

（5）剪去阻塞段输卵管管腔和周围的瘢痕，暴露输卵管两端断端，显微镜下使两端管腔大小相似。

（6）血管夹固定两端并使断端管腔靠拢、对正，7-0号可吸收线间断缝合两端输卵管，以2～4针为宜。

（7）6-0号可吸收线横行缝合输卵管浆膜面。缝好输卵管后，应从伞端逆行通水，以证实管腔已通畅。

（8）同法处理对侧输卵管。

(9)常规逐层关腹。

(六)术后处理

(1)注意外阴清洁,预防性应用抗生素。酌情应用抗组胺药物,以减轻吻合口水肿。

(2)术后保留导尿管1天,术后6～7天拆线。

(3)术后行输卵管通液1次,下次月经干净后3～7天再通液1次。

(4)术后3个月行子宫输卵管造影术,术后半年可妊娠。

四、输卵管、卵巢切除术

(一)适应证

(1)输卵管、卵巢炎性包块,输卵管、卵巢囊肿及脓肿,输卵管、卵巢良性肿瘤。

(2)输卵管、卵巢子宫内膜异位症。

(3)卵巢去势手术。

(二)禁忌证

(1)患者一般情况差不能耐受手术者。

(2)患者合并严重内、外科疾病不宜手术者。

(三)注意事项

(1)巨大卵巢囊肿自切口娩出时,必须缓慢,以防血压骤然下降。

(2)大卵巢囊肿若徒手娩出困难或娩出时可能致囊肿破裂者,可行穿刺放囊液,穿刺点周围用干纱布保护,以免囊液溢入腹腔。

(3)取下的卵巢肿瘤须送冷冻切片检查,以确定良、恶性。

(四)术前准备

同全子宫切除术。

(五)麻醉与体位

同全子宫切除术。

(六)手术步骤

1.切口

取下腹正中纵切口或取下腹横切口。

2.探查腹腔

探查子宫附件及其与周围的关系。有粘连者,钝性加锐性分离粘连,使输卵管、卵巢与子宫恢复解剖关系。

3.处理卵巢悬韧带

用组织钳提起输卵管峡部及卵巢固有韧带，将卵巢悬韧带伸展。用两把长弯止血钳钳夹卵巢悬韧带所有血管，在两血管钳中间间断。以圆针 2-0 号可吸收线贯穿缝扎卵巢悬韧带两断端，近盆壁端可再扎 1 次，如果卵巢悬韧带蒂宽，止血钳又接近输卵管，不会损伤输尿管。但如果卵巢悬韧带因炎症缩短，则应特别注意输尿管与卵巢血管之间的关系，必要时可将卵巢悬韧带腹膜剪开，直视下避开输尿管，分离血管而结扎。

4.切除病变的附件

将病变的输卵管、卵巢提起，用两把长止血钳钳夹近子宫的输卵管、卵巢固有韧带及其前后侧阔韧带腹膜，切开血管钳间组织，取下病变的输卵管、卵巢，并以圆针 2-0 号可吸收线贯穿缝扎近子宫端的断端。如果剩余的阔韧带前后叶腹膜透明，也可分别予以剪开至子宫角部，最后于子宫角部钳夹切断、缝扎卵巢固有韧带及输卵管。如果输卵管近间质部被炎症累及，则输卵管间质部做楔形切除（见输卵管切除术）。

5.包埋断端

子宫角部创面用圆韧带覆盖。如残端间隔较大，则用 2-0 号可吸收线直接缝合阔韧带前后叶腹膜而包埋断端。

6.常规关腹

（七）术后处理

（1）注意外阴清洁，预防性应用抗生素或不用抗生素。

（2）术后保留导尿管 24 小时。

（3）术后 7 天拆线。

五、卵巢肿瘤剥除术

（一）适应证

（1）赘生性囊肿，如滤泡囊肿、黄体囊肿、卵巢冠囊肿、巧克力囊肿等。

（2）卵巢良性肿瘤，如畸胎瘤、浆液性囊腺瘤等。

（3）未达绝经期的妇女患双侧良性肿瘤要求保留卵巢功能者。

（二）禁忌证

（1）卵巢肿瘤过大，无正常卵巢组织者。

（2）卵巢肿瘤合并感染者。

（3）怀疑恶性者。

(三)术前准备

同卵巢切除术。

(四)麻醉与体位

同卵巢切除术。

(五)手术步骤

(1)切开腹壁,根据肿瘤大小选择切口大小,以能将肿瘤从切口取出为准。

(2)探查及取出卵巢,如有粘连,先行分离。

(3)切开卵巢皮质,肿瘤周围以盐水垫,沿卵巢肿瘤与正常卵巢组织分界处弧形切开卵巢皮质。

(4)剥离肿瘤,组织钳提起切缘,以手指或刀柄进行分离,完整剥离肿瘤。

(5)剖视切除肿瘤。

(6)缝合卵巢,如创面有出血,先用细丝线结扎止血,内部以 3-0 号可吸收线间断缝合 1 层或 2 层。如创缘不整齐,先修剪整齐,包膜连续扣锁或褥式缝合。

(7)检查缝合的卵巢有无出血。如有出血,先压迫止血,如不起效,则缝扎止血。

(8)仔细检查对侧卵巢有无异常。

(9)常规缝合腹壁各层。

(六)术后处理

(1)注意外阴清洁,预防性应用抗生素。

(2)术后保留导尿管 1 天。

(3)术后 7 天拆线。

(4)术后 1 个月内禁止性生活。

盆腔炎性疾病

第一节　慢性盆腔炎

一、概述

若盆腔炎性疾病未得到及时正确的诊断或治疗，可能会发生盆腔炎性疾病后遗症，即慢性盆腔炎。

二、临床表现

(1)不孕。

(2)异位妊娠。

(3)慢性下腹痛。

(4)盆腔炎性疾病反复发作。

(5)妇科检查：若为输卵管病变，则在子宫一侧或两侧触到呈条索状增粗输卵管，并有轻度压痛，若为输卵管积水或输卵管及卵巢囊肿，则在盆腔一侧或两侧触及囊性肿物，活动多受限，若为盆腔结缔组织病变，子宫常呈后倾后屈，活动受限或粘连固定，子宫一侧或两侧有片状增厚、压痛，宫骶韧带常增粗、变硬，有触痛。

三、诊断要点

(1)有急性盆腔炎史。

(2)慢性下腹痛：下腹部坠胀、疼痛及腰骶部酸痛，常在劳累、性交后及月经前后加剧。

(3)不孕及异位妊娠史。

(4)月经异常:月经量增多,月经失调或月经不规则。

(5)全身症状:可有低热、易疲倦。病程较长,部分患者可有精神不振、失眠、周身不适等神经衰弱症状。

(6)妇科检查:子宫颈可有举痛,子宫大小正常或稍大、压痛、活动度受限。附件区压痛明显,有时可扪及肿物。子宫旁结缔组织炎时,可扪及下腹一侧或两侧有片状增厚,严重时呈冰冻样骨盆。有盆腔脓肿形成时,则可在子宫直肠凹触到有波动的包块。

(7)B超检查:对输卵管及卵巢脓肿、盆腔积脓的诊断有价值,可以在盆腔不同部位发现囊肿。

四、治疗

慢性盆腔炎需根据不同情况选择治疗方案。不孕患者多需要辅助生育技术协助受孕。

(一)一般治疗

加强患者心理治疗,解除思想顾虑,增强治疗信心,鼓励患者增加营养,加强体质锻炼,避免重体力劳动,以提高机体抵抗力。

(二)中药治疗

中药治疗在慢性盆腔炎治疗中起重要作用,它可缓解组织粘连、促进炎症吸收。

(三)物理治疗

激光疗法、超短波疗法、微波疗法、中波直流电离子透入法、紫外线疗法等。

(四)手术治疗

长期治疗无效,患者症状重,特别是盆腔已形成包块,如输卵管积水或输卵管及卵巢囊肿等,可考虑手术治疗。

五、注意事项

慢性盆腔炎是妇科常见疾病,如不能及时明确诊断,延误治疗,将给患者的生活和工作带来严重影响。由于目前尚无单个或联合的诊断指标能可靠地预测慢性盆腔炎,因此要求每一名临床医师都要认真地询问病史,详细地体格检查并采取必要的辅助检查以明确诊断,减轻患者的痛苦。

第二节 慢性下腹痛

一、概述

慢性下腹痛是指非月经期的下腹痛持续6个月或以上，产生功能障碍或需要药物或手术治疗。慢性下腹痛可能是由妇科生殖系统疾病、泌尿系统疾病、消化系统疾病、肌肉骨骼系统疾病、精神神经功能疾病引起。妇科恶性肿瘤、子宫内膜异位症、盆腔淤血综合征、盆腔炎性疾病、盆腔粘连，结核性输卵管炎等妇科疾病均可引起慢性下腹痛。

二、临床表现

(一)妇科原因所致慢性下腹痛

1.子宫内膜异位症

子宫内膜异位症是指出现具有子宫内膜组织结构和功能的异位组织，即子宫内膜位于宫腔之外。子宫内膜异位症相关疼痛的典型症状包括周期性的下腹痛、痛经及性交痛，疼痛多以痛经开始，一般是在青春期或壮年期即有痛经，而且这种经期腹痛具有进行性加重的特点。子宫内膜异位症另一个特点是有性交痛的表现。

2.盆腔淤血综合征

盆腔淤血综合征是因为盆腔静脉曲张或淤血所造成的疼痛。盆腔淤血所致的疼痛为钝痛和隐痛，持久站立时疼痛加重，卧位休息时可缓解，疼痛涉及整个盆腔部位。多数患者有痛经现象，一般在经前就开始疼痛，常为充血性痛经。

3.慢性盆腔炎

下腹部坠胀、疼痛及腰骶部酸痛，常伴乏力、白带多等，常在劳累、性交后及月经前后加剧。慢性下腹痛常发生在盆腔炎性疾病急性发作后的4～8周。妇科查体时可有附件区增厚或可触及肿物，可有压痛。

4.盆腔粘连

盆腔粘连是盆腔结构经纤维组织非正常的连接在一起，其引起的盆腔疼痛一般在突然活动、性交或某些体育活动后加剧。

5.妇科恶性肿瘤

如卵巢癌、子宫颈癌等，晚期肿瘤组织浸润周围组织或压迫神经等可引起下腹部或腰骶部疼痛。

(二)非妇科原因所致的慢性下腹痛

1.肛提肌痉挛

这是较易被忽视的慢性下腹痛的病因之一,患者多诉下腹痛和下坠感,尤其是每天的下午和晚上,常向后背和腰骶部放射,月经前可加重,但周期性加重不如子宫内膜异位症和盆腔淤血综合征典型。症状在排便时加重,卧位时缓解。体格检查时,可触及有肛提肌疼痛,疼痛在嘱患者收缩肛提肌时加重。

2.梨状肌痉挛

梨状肌的作用是外旋大腿,梨状肌痉挛多表现为外旋大腿时,如休息后迈步时或上楼、骑车时出现疼痛,无明显周期性;体检时,大腿外旋或触及梨状肌时疼痛加重。

3.尿道综合征

临床表现为尿路刺激征及膀胱刺激症状,常无特异性病理改变,常见的症状有会阴部刺激症状、性交痛及耻骨上痛,易误诊为尿路感染。行膀胱尿道镜检查,部分患者可诊断为慢性尿道炎,若无异常发现,而症状又较明显,可考虑为尿路痉挛。

4.肠易激综合征

由胃肠道疾病引起,是一种常见的以腹痛或腹部不适伴排便习惯改变为特征的功能性肠病,缺乏形态学和生化学改变的生物学标志。其下腹痛的特点是进食后加重,肠蠕动后减轻,常有便意而又大便不尽的感觉,可伴有慢性便秘。这些症状常伴有精神因素,精神抑郁、紧张、焦虑时加重。妇科三合诊:乙状结肠部位常有压痛,但无其他肠道炎症的体征,腹部平片可除外其他急、慢性肠道疾病。

5.过重体力劳动及性过度

有研究发现慢性下腹痛与年轻时过重体力劳动有关,也有人发现有性过度史的妇女患慢性下腹痛较多。

6.自主神经紊乱

该类患者常伴有不同程度的焦虑、抑郁、敌对心理及其他心理症状。但精神心理异常是疼痛的原因还是疼痛的结果,尚不清楚。

三、诊断要点

慢性下腹痛是临床上比较难诊断的疾病,其病因复杂,病情反复发作,单凭临床症状和体征尚不能确诊。B超和腹腔镜检查是慢性下腹痛诊断的常规方法，特别是腹腔镜的广泛应用，使之成为目前诊断慢性下腹痛的金标准。一些腹痛症状不符合某一特定疾病的诊断且持续半年以上，可诊断为慢性下腹痛。了解慢性下腹痛的病因和疾病的相关情况对治疗非常有用。有下腹部坠胀、疼痛及腰骶部酸痛等临床表现，常有急性盆腔炎发作及反复发作史，性交后、月经初、劳累后及机体抵抗力降低后症状加重等可能为慢性盆腔炎所致慢性下腹痛。例如有些患者有严重的痛经（尤其是既往痛经不严重的患者），有深部性交痛，有随经期加重的腰骶部疼痛，有排便痛，不孕不育，那么可能有子宫内膜异位症。而盆腔手术或盆腔注射或宫内节育器的使用可导致粘连。久站或性交后下腹痛或低位腰痛，仰卧后缓解可能和盆腔淤血综合征有关。

四、治疗

在针对慢性下腹痛的治疗的循证医学中，大多数方法只能缓解疼痛，包括躯体治疗、心理治疗、饮食调整、环境因素等。非麻醉类的止痛药，包括对乙酰氨基酚、阿司匹林、非甾体抗炎药被认为是治疗慢性下腹痛的一线用药。如果疼痛是周期性的（如子宫内膜异位症），那么激素治疗是有效的。激素疗法包括口服避孕药，口服长效孕激素，或促性腺激素释放激素类似物的治疗。慢性盆腔炎导致的慢性下腹痛目前尚无有效的治疗方法，主要以物理治疗、中药治疗为主，对于再次急性发作需用抗生素治疗者，或对经保守治疗无效的严重下腹痛患者，可选择手术治疗，手术以彻底去除病灶为原则。输卵管积水者需行手术治疗。如对于明确子宫内膜异位症的患者的治疗应根据患者的年龄、症状、病变部位和范围、生育要求等全面考虑，制订个体化方案。症状及病变均严重的年长患者可行根治性手术。对于顽固性慢性下腹痛患者，现妇科医师多采用手术治疗，目前临床上常采用的手术方法有腹腔镜下骶神经切断术和骶前神经切断术。

五、诊治注意事项

子宫内膜异位症引起的不育患者，不论病情轻重，宜手术去除病灶，创造条件早日妊娠，病情重者术后可采用助孕技术。年轻无生育要求的重症患者可行保留卵巢功能的手术，术后辅以激素治疗。

慢性下腹痛的产生是多系统、多因素共同作用的结果，妇科疾病，消化系统、泌尿系统、骨骼肌肉系统、神经系统疾病或是心理疾病均可能导致慢性下腹痛，慢性下腹痛的治疗应是多学科医师联合协作才能取得较好的疗效，应针对不同年龄、不同病因采用不同个体化心理指导、药物、手术和其他相关方法，并以缓解患者疼痛症状和提高生活质量为主要目的。

第三节 盆腔结核

女性盆腔结核又称结核性盆腔炎，是指女性盆腔包括盆腔生殖器官（卵巢、输卵管、子宫）及盆腔腹膜与子宫周围的结缔组织的炎症。一般认为常继发于肺结核、腹膜结核。此病输卵管结核最多见，占85%～95%。

一、临床表现

(1)不孕。

(2)月经失调。

(3)下腹坠痛。

(4)发热、盗汗、乏力、食欲缺乏、体重减轻等全身症状。

(5)妇科检查无特异性，若附件受累可在子宫两侧触及条索状的输卵管或输卵管与卵巢等粘连形成的大小不等及形状不规则的肿块，质硬，表面不平，呈结节状突起或可触及钙化结节。合并腹膜结核者，检查腹部时可有柔韧感或腹水征。

二、诊断要点

(1)子宫内膜病理检查：找到结核结节及干酪样坏死是最可靠的依据。

(2)细菌学诊断方法：涂片和培养及分子生物学检查发现结核分枝杆菌。

(3)子宫输卵管碘油造影：可显示盆腔内结核，表现为宫腔狭窄、粘连、边缘呈齿状，输卵管不同程度阻塞、狭窄、变细、盆腔内钙化等。

(4)腹腔镜检查：探查＋活检＋培养，注意同时探查上腹腔。

(5)超声检查。

(6)结核菌素试验：但不可靠。

三、治疗

（一）抗结核药物治疗

抗结核药物治疗原则：早期、联合、适量、规律、全程。治疗方案与肺结核相同，常用的治疗方案为：①强化期2个月，每天异烟肼、利福平、吡嗪酰胺及乙胺丁醇四种药物联合应用，之后4个月为巩固期，每天连续应用异烟肼、利福平；或巩固期每周3次间歇应用异烟肼、利福平。②强化期每天异烟肼、利福平、吡嗪酰胺及乙胺丁醇四种药物联合应用 2 个月，巩固期每天应用异烟肼、利福平、乙胺丁醇，连续 4 个月；或巩固期每周 3 次应用异烟肼、利福平、乙胺丁醇，连续4 个月。第一个方案可用于初次治疗的患者，第二个方案多用于治疗失败或复发的患者。

（二）支持疗法

休息，适当体育锻炼。

（三）手术治疗

手术指征：①盆腔包块经药物治疗后缩小，但不能完全消退者；②治疗无效或治疗后反复发作，或难以与盆、腹腔恶性肿瘤鉴别者；③盆腔结核形成较大的包块或较大的包裹性积液者；④子宫内膜结核严重，内膜破坏广泛，药物治疗无效者。

四、注意事项

对临床上原因不明的腹痛、腹胀、腹部包块、不孕患者应全面分析病史，结合体检、多种辅助手段加以鉴别，如难以明确，及早剖腹探查。

子宫颈疾病

第一节　子宫颈炎症

一、概述

子宫颈炎是最常见的女性下生殖道炎症，由于子宫颈管黏膜为单层柱状上皮，抗感染能力相对差，易发生感染。

二、分类

（一）慢性子宫颈炎

子宫颈呈颗粒状糜烂，接触易出血，合并白带增多且黏稠，伴异味或瘙痒。

（二）慢性子宫颈管黏膜炎

病变局限于子宫颈管黏膜及黏膜下组织，子宫颈外口有脓性分泌物和/或伴有子宫颈管黏膜增生外突。

（三）子宫颈息肉

慢性炎症长期刺激子宫颈管，致使局部黏膜增生，向子宫颈外口突出形成子宫颈息肉。

（四）子宫颈肥大

慢性炎症的长期刺激导致子宫颈腺体和/或间质增生。

三、临床表现

慢性子宫颈炎多无症状，部分患者可诉阴道分泌物增多，外阴瘙痒，或伴性交后出血。妇科检查可见子宫颈呈糜烂状，表面覆盖黏稠分泌物，亦可表现为子宫颈管黏膜增生外翻、子宫颈息肉或肥大。

四、诊断要点

(一)典型体征

子宫颈或子宫颈管棉拭子标本可见黏液脓性分泌物,创面接触易出血。

(二)白细胞检测

(1)子宫颈管分泌物涂片革兰染色,中性粒细胞≥30个/高倍视野。

(2)阴道分泌物涂片,白细胞计数≥10个/高倍视野。

(三)病原体检测

往往难以检测到特异性致病微生物。临床一般检测沙眼衣原体及支原体感染。检测方法包括:①酶联免疫吸附试验;②核酸检测;③衣原体培养。

五、鉴别诊断

(一)子宫颈柱状上皮异位

仅为体检发现,子宫颈表现为颗粒状糜烂,无白带增多及外阴瘙痒等症状,不需要处理。

(二)子宫颈腺体囊肿

子宫颈表面单发或多发囊肿样突起,内含透明黏稠囊液,为子宫颈腺体囊液潴留所致,不需处理。

(三)宫颈上皮内瘤变

子宫颈表面光滑或有糜烂,阴道镜检查及活检可证实诊断,必要时行诊断性锥切术,以排除子宫颈浸润癌。

(四)子宫颈恶性肿瘤

外生型子宫颈恶性肿瘤呈息肉或乳头状突起,继而形成菜花状肿物,接触易出血;内生型子宫颈恶性肿瘤则见子宫颈肥大、质硬,子宫颈管膨大如桶状,晚期可形成凹陷性溃疡。必要时子宫颈活检联合子宫颈管搔刮术可确诊。

六、治疗

慢性子宫颈炎:伴分泌物增多、乳头状增生或接触性出血,在排外宫颈上皮内瘤变及子宫颈癌的前提下,可给予局部物理治疗。

慢性子宫颈管黏膜炎:明确有无沙眼衣原体及支原体感染、阴道微生物菌群失调是否存在,针对病因做相应治疗;对无法明确病原体进行有效药物治疗者,可试用物理治疗。

子宫颈息肉:行息肉摘除术,所取组织需行病理学检查。

子宫颈肥大:不需治疗。

七、注意事项

子宫颈炎是育龄妇女的常见体征，鉴于宫颈上皮内瘤变及子宫颈癌的严峻形势，凡因此就诊患者，建议进行子宫颈细胞学与人乳头瘤病毒(HPV)联合检查。做好健康宣教工作，鼓励有性生活史的妇女定期子宫颈检查，尤其出现阴道分泌物异常、浑浊混有血迹，或伴异味，甚至性交后阴道流血等症状时，需要高度警惕，及时就诊，以期及早发现子宫颈病变。另外，慢性子宫颈炎在治疗前需排除宫颈上皮内瘤变及子宫颈浸润癌。

第二节　宫颈上皮内瘤变

一、概述

宫颈上皮内瘤变(cervical intraepithelial neoplasia，CIN)是与子宫颈浸润癌密切相关的一组癌前病变，反映子宫颈癌发生、发展中的连续过程。美国国立癌症研究所提出宫颈细胞学诊断系统，从细胞学角度将鳞状细胞异常分为 3 类：不典型鳞状上皮、低级别鳞状上皮内病变和高级别鳞状上皮内病变。低级别鳞状上皮内病变相当于 CIN1 级，较少发展为浸润癌；高级别鳞状上皮内病变则相当于 CIN2/3，可能发展为浸润癌。

二、临床表现

CIN 多无特殊症状，偶有阴道排液增多，伴或不伴异味，也可有接触性出血，子宫颈光滑或呈糜烂状。

三、诊断要点

原则是三阶梯诊断技术。

(一)子宫颈细胞学筛查

21 岁以上有性生活的妇女需行筛查，首选细胞学检查，间隔时间不超过 3 年；30～65 岁妇女推荐联合细胞学检查和高危型 HPV 作为初筛手段，间隔不超过 5 年；65 岁以上者既往筛查结果正常，且无 CIN 病史者，可不必常规子宫颈筛查，有临床症状或体征者除外。

(二)阴道镜检查

筛查结果异常者需行阴道镜检查。阴道镜检查可全面观察鳞-柱细胞交界处和移行带，观察子宫颈转化区、上皮及异常血管，于可疑部位行活检。

(三)组织病理学检查

组织病理学检查是确诊 CIN 的“金标准”。

1.子宫颈活检

选取阴道镜下可疑病变部位活检可提高确诊率。

2.子宫颈管搔刮术

能帮助确定隐匿性子宫颈病变甚至子宫颈浸润癌。下述情况可选择子宫颈管搔刮术：①细胞学检查结果异常，阴道镜图像不满意者；②细胞学为异常腺细胞者；③阴道镜活检为低级别 CIN，希望采用保守治疗者；④CIN 患者子宫颈锥形切除术后，病理学检查发现子宫颈管切缘阳性，术后随访子宫颈细胞学检查和阴道镜同时实施者；⑤原位腺癌子宫颈锥形切除术后随访，子宫颈细胞学和阴道镜检查的同时，应进行子宫颈管搔刮术。妊娠期妇女不宜行子宫颈管搔刮。

3.诊断性子宫颈锥形切除术

适宜以下临床情况：①子宫颈活检不除外早期浸润癌，为明确诊断和确定手术范围；②细胞学检查结果为异常腺细胞，但阴道镜检查及子宫颈管搔刮术阴性者；③异常腺细胞可疑来源子宫内膜者，可行诊断性刮宫术排除子宫内膜病变。

四、治疗原则

对 CIN 采取科学合理的处理是预防子宫颈癌的关键组成部分，强调个体化治疗原则。不适当的 CIN 处理可能增加子宫颈癌的发病风险，或过度处理可导致并发症的发生。治疗依据：①CIN 级别；②病变部位与范围；③年龄和生育要求；④细胞学检查结果；⑤高危 HPV 检测结果；⑥医疗资源、技术水平、医师经验；⑦随访条件；⑧特殊人群。

(一)CIN1 的处理

1.观察

阴道镜检查满意者。

2.治疗

有糜烂病灶者可行物理治疗，治疗前需做子宫颈管搔刮术。

3.CIN1 病灶累及腺体的处理要点

按照 CIN2/3 处理，不建议单纯随访。

4.随访及注意

6 个月后复查细胞学，如无异常 1 年以后复查细胞学和 HPV，如果两次细胞学检查结果阴性，HPV 阴性，转为常规筛查随访。①随访中如果细胞学检查结果高于非典型鳞状上皮或高危型 HPV 阳性，需阴道镜检查。②年轻女性(21～24 岁)：采用细胞学检查随诊，不宜通过 HPV 检测随访。对细胞学检查结果异常者，需行阴道镜检查；连续两次细胞学检查结果为阴性，转入常规筛查随访。

(二)CIN2/3 的处理

1.子宫颈锥切术(包含宫颈环形电切术及冷刀锥形切除术)

切除整个移行带，得到所切除标本的病理诊断，减少隐匿性浸润癌漏诊的风险。CIN2/3 禁忌首选全子宫切除术作为治疗措施。

2.全子宫切除术

下述情况者可考虑：①无生育要求、恐惧疾病进展；②锥切切缘仍存在高度病变，再次切除困难；③复发性或持续存在的 CIN2/3；④无随诊条件。

3.随访及注意事项

(1)术后采用细胞学检查或细胞学检查联合阴道镜随访，间隔 4～6 个月，治疗后 6 个月及 12 个月内需行两次阴道镜联合子宫颈管搔刮术评估，如结果阴性，转入常规细胞学检查或细胞学检查联合阴道镜随访。

(2)对于子宫颈锥切切缘阳性的患者，最好采用阴道镜检查联合子宫颈管搔刮术方法随访，间隔 4～6 个月。对于年轻患者可重复锥切，对不宜再次切除者可选择全子宫切除术。

(3)妊娠期 CIN2/3：极少发展为浸润癌，产后自然消退率较高。妊娠期 CIN 以随诊观察为主，应该每 2 个月进行 1 次阴道镜检查，产后 6～8 周再次进行评估处理。妊娠期 CIN 的手术并发症发生率较高，主要原因为：①术中严重出血；②完全性切除病灶概率低，导致高复发率或持续病灶存在。值得注意的是，妊娠期子宫颈锥切的唯一指征是高度可疑的子宫颈浸润癌。

(4)年轻女性(21～24 岁)CIN2/3：确诊为 CIN2，阴道镜图像满意者，首选随访观察；CIN2/3 阴道镜图像不满意者，首选子宫颈锥切。定期随访者建议间隔 6 个月行细胞学检查联合阴道镜检查，2 次结果正常者，1 年后行细胞学检查联合 HPV 检查。若阴道镜活检组织病理学诊断仍为 CIN3，建议子宫颈锥切术。

(三)原位腺癌的处理

子宫颈原位腺癌病灶多向宫颈管深处延伸，且常为多灶性起源或呈跳跃性，阴道镜检查的作用有限。

(1)原位腺癌的诊断必须经子宫颈锥切病理组织学检查证实。

(2)无生育要求者，可选择筋膜外全子宫切除术。

(3)有生育要求者，可行保守性手术，如宫颈环形电切术或冷刀锥切术。切缘阴性者，长期随访；锥切后切缘阳性者，推荐再次行子宫颈锥切。

(4)随访：术后应采用细胞学、HPV 及阴道镜检查随访，间隔为 3～6 个月，治疗后 6 个月和 12 个月内需行两次阴道镜联合子宫颈管搔刮术评估，如无异常，转入常规细胞学检查或细胞学检查联合阴道镜随访。

五、子宫颈病变诊断注意事项

(一)警惕子宫颈病变发生的高危因素

1.病毒感染

HPV 有 100 多种亚型，其中高危型和低危型两类备受关注，与子宫颈病变有关，主要通过性行为、皮肤接触等传播。

2.性生活及婚育相关高危人群

过早性生活及早婚者；多个性伴侣、性生活活跃、性生活不洁者；早产、多产、密产；配偶有性病史、婚外性伴侣、HPV 感染的妇女。

3.慢性子宫颈疾病

慢性子宫颈炎、子宫颈裂伤者局部屏障作用减弱，潜在危险增加。

4.其他因素

内分泌紊乱、吸烟、经济状况差、肿瘤家族史等，也与子宫颈病变发生有关。

(二)重视子宫颈病变的筛查

子宫颈病变的筛查方法较多，细胞学筛查已普遍应用，缺点是不可避免的假阴性，这与取材方法、固定、涂片制作、染色方法及检测人员的阅片水平等多环节有关。值得关注的是，细胞学检查对子宫颈腺癌不敏感；HPV 检测是基于病因学的分子水平检测方法，能更加客观地评估子宫颈病变的风险，应用 HPV 和细胞学联合筛查，高级别鳞状上皮内病变检测的灵敏度可达 100%，而单独检测时，HPV 的灵敏度为 94.6%，细胞学检查仅为 55.4%，远远低于 HPV 检测或联合检测方法。目前推荐采用 HPV 检测联合细胞学筛查，无条件者也可以采用单独细胞学筛查。

第三节　子宫颈癌

一、概述

全世界范围内，子宫颈癌是女性发病率和死亡率最高的第 4 个恶性肿瘤，仅次于乳腺癌、结直肠癌和肺癌，在发展中国家，是女性第2位常见恶性肿瘤和第3位致死性恶性肿瘤，我国每年新发患者约130 000例，大约占全世界的1/5。年龄分布呈双峰状，高发年龄为35～39岁和60～64岁，平均年龄52.2岁。HPV是导致子宫颈癌的病因，其型别有100多种，世界卫生组织（World Health Organization，WHO）确认的与子宫颈癌相关的高危型HPV有14种，即HPV16、18、31、33、35、39、45、51、52、56、58、59、66、68。另外，有一些高危因素与子宫颈癌有关：性生活过早（＜16岁）、早婚、早产、多产、多性伴侣及性混乱、吸烟、经济状况低下、口服避孕药和免疫抑制剂等。

二、临床症状

早期子宫颈癌可能无任何不适，仅在体检及普查时发现，所以，凡是有性生活的妇女，每年应进行妇科查体，采用细胞学联合HPV筛查，有助于发现早期患者。症状的出现与病变的早晚、肿瘤的生长方式、组织病理学类型及患者的全身状况等有一定关系。

（一）阴道流血

80％～85％的子宫颈癌患者可表现为不规则阴道出血。年轻患者常主诉接触性出血，外生菜花型肿瘤出现流血较早、量多，严重者可导致贫血。老年妇女常表现为绝经后阴道流血，量时多时少，时有时无。

（二）阴道分泌物增多

约82.3％的患者可有不同程度的白带增多，多发生在阴道出血以前，稀薄水样或米泔水样，最初可无异味，随着肿瘤的生长，癌组织继发感染、坏死，分泌物量增多，血性或脓血性，伴腥臭、恶臭。肿瘤向上蔓延累及子宫内膜时，宫颈管为癌组织阻塞，分泌物不能排出，可形成宫腔积液或积脓，患者可出现下腹不适、疼痛、腰骶酸痛及发热等症状。

（三）疼痛

肿瘤沿宫旁组织延伸，侵犯骨盆壁，压迫周围神经，表现为坐骨神经痛或一侧骶、髂部持续性疼痛，肿瘤压迫（侵犯）输尿管时，可出现肾盂积水及肾功能异常，静脉及淋巴管回流受阻时，可出现下肢水肿和疼痛等。

（四）其他症状

肿瘤侵犯膀胱可出现尿频、尿急、排尿困难及血尿，严重者形成膀胱-阴道瘘；侵犯直肠可出现排便困难、里急后重、便血等，严重者可出现阴道-直肠瘘；长期消耗者可伴有恶病质，远处转移较常见的部位是锁骨上淋巴结转移，亦可通过血液或淋巴系统扩散到远处器官而出现相应部位的转移灶。

三、临床体征

早期子宫颈癌，局部可无明显病灶，随着病变的发展，外生型见子宫颈赘生物向外生长，呈息肉状或乳头状突起，继而形成菜花状肿物，合并感染时表面覆有灰白色渗出物，触之出血。内生型则见子宫颈肥大、质硬，子宫颈管膨大如桶状，晚期由于癌组织坏死脱落，形成凹陷性溃疡，被覆灰褐色坏死组织，伴有恶臭味；向宫旁侵犯时子宫骶韧带呈结节增粗、缩短，有时可达盆壁并形成冰冻骨盆。

四、辅助检查

(一)子宫颈脱落细胞学检查

子宫颈脱落细胞学检查是子宫颈癌筛查的首选方法，但并非子宫颈病变的最终诊断。

(二)HPV 病原学检测

几乎所有的子宫颈癌标本中可检及 HPV，HPV 对子宫颈高度病变筛查的敏感性为 80%～100%，特异性达 98%，阴性预测值几乎是 100%。因此，检测高危型 HPV 有助于筛选子宫颈癌高危人群。

(三)阴道镜

可全面观察鳞-柱细胞交界处和移行带，有无异型上皮或早期癌变，选择病变部位进行活检，可提高诊断正确率。阴道镜检查的敏感性高达 87%，特异性偏低为 15%，容易过度诊断，且难以观察子宫颈管内的病变。

(四)肉眼醋酸试验

3%～5%冰醋酸溶液涂于子宫颈，直接观察子宫颈上皮对醋酸的反应，病变区域变成白色。该方法适用于筛查，灵敏度和特异度相对较低。

(五)碘试验

将碘溶液涂于子宫颈和阴道壁上，不染色为阳性。主要用于识别子宫颈病变的危险区，以确定活检取材部位。

(六)子宫颈和子宫颈管活检

子宫颈和子宫颈管活检是确诊子宫颈癌及其癌前病变的金标准。选择子宫颈鳞-柱交接部多点活检，或在碘试验、阴道镜检查的引导下，在可疑部位活检。所取组织既要有上皮组织，又要有间质组织。若子宫颈刮片异常，子宫颈活检阴性，可搔刮子宫颈管送病理学检查。

(七)子宫颈锥切术

子宫颈活检不除外早期浸润癌，或疑诊病变来自子宫颈管时，可行子宫颈锥切术，进行组织病理学检查以确诊。

五、病理学特点

子宫颈癌包括子宫颈鳞癌与腺癌，在外观上两者无特殊差异，均发生在子宫颈阴道部或子宫颈管内。

(一)鳞状细胞癌

鳞状细胞癌占80％～85％。早期仅表现为子宫颈糜烂，随着病变逐步发展分四型：①外生型；②内生型；③溃疡型；④颈管型。

(二)腺癌

腺癌占15％～20％。依据组织学类型又分为：①黏液腺癌；②子宫颈恶性腺瘤；③鳞腺癌；④其他少见病理类型，如透明细胞癌、浆液性癌、中肾管腺癌、子宫颈小细胞神经内分泌癌等。

六、临床分期

(一)分期原则

目前子宫颈癌仍采用临床分期。当分期存在疑问时，必须归于较早的分期。准确分期是确定子宫颈癌治疗方案的先决条件，是判断治疗效果及预后的重要因素。

(二)子宫颈癌的FIGO分期

子宫颈癌的分期为临床分期，最新的FIGO分期在2014年修订。为准确分期，必须行全面盆腔检查，罕有需要在麻醉下进行。注意几个特殊问题：I_{A}期诊断仅为镜下诊断。II_{B}期确诊：盆腔三合诊检查宫旁增厚、有弹性、光滑、无结节感，为炎症；宫旁增厚、无弹性、结节感为癌浸润，必要时参考CT检查、MRI检查或盆腔穿刺活检确诊。Ⅲ期：输尿管梗阻及无功能肾，未发现其他原因。

2014年FIGO子宫颈癌分期如下。

Ⅰ期：癌灶局限在宫颈(侵犯子宫体可以不予考虑)。

I_{A}期：肉眼未见癌灶，仅在显微镜下可见浸润癌，间质浸润测量范围限制于深度5 mm[a]，宽度不超过7 mm。

I_{A1}期：间质浸润深度≤3mm，宽度≤7 mm。

I_{A2}期：间质浸润深度＞3 mm，宽度≤7 mm。

I_{B}期：肉眼可见癌灶局限于子宫颈，或显微镜下可见病变＞I_{A}期(浅表浸润的肉眼可见癌灶也为I_{B}期)。

I_{B1}期：肉眼可见癌灶最大直径≤4 cm。

$Ⅰ_{B2}$期:临床可见癌灶最大直径>4 cm。

Ⅱ期:癌灶已超出子宫颈,但未达骨盆壁。癌累及阴道,但未达阴道下1/3。

$Ⅱ_{A}$期:癌累及阴道上2/3,无明显宫旁浸润。

$Ⅱ_{A1}$期:肉眼可见癌灶最大直径≤4 cm。

$Ⅱ_{A2}$期:肉眼可见癌灶最大直径>4 cm。

$Ⅱ_{B}$期:有明显宫旁浸润,但未达盆壁。

Ⅲ期:癌灶扩散到盆壁,肛诊癌灶与盆壁间无缝隙,癌灶累及阴道下1/3,除外其他原因所致的肾盂积水或无功能肾。

$Ⅲ_{A}$期:癌灶累及阴道下1/3,但未达盆壁。

$Ⅲ_{B}$期:癌灶已达盆壁,或有肾盂积水或无功能肾。

Ⅳ期:癌灶扩散超出真骨盆或癌浸润膀胱黏膜或直肠黏膜。

$Ⅳ_{A}$期:癌灶扩散至邻近盆腔器官。

$Ⅳ_{B}$期:远处转移。

其中a表示浸润深度从癌起源的表面上皮或腺体的基底部开始测量,不应>5 mm,脉管累及不影响分期。

七、转移途径

主要为直接蔓延及淋巴结转移,血行转移少见。

(一)直接蔓延

最常见,癌组织局部浸润,向邻近器官及组织扩散。外生型常向阴道壁蔓延,向上可侵及子宫颈管及子宫体下段,向两侧蔓延至主韧带、阴道旁组织,甚至达盆壁,向前后蔓延可侵及膀胱或直肠。

(二)淋巴结转移

当子宫颈癌局部扩散侵入淋巴管,可形成瘤栓,随淋巴液引流到达区域淋巴结,子宫颈癌淋巴结转移具有规律性,一级淋巴结包括宫旁淋巴结、子宫颈旁或输尿管旁淋巴结、闭孔淋巴结、髂内淋巴结、髂外淋巴结,二级淋巴结包括髂总淋巴结、腹股沟深淋巴结、腹股沟浅淋巴结及腹主动脉旁淋巴结。

(三)血行转移

少见,可转移至肺、肾或脊柱等。

八、诊断要点

(一)临床表现

重视症状及病史询问,有性接触性出血、白带增多或混有血丝常为子宫颈癌的早期表现之一。晚期可表现为异常阴道排液或不规则出血，下腹或腰骶部疼痛，病情进而加重者，可伴尿频、尿急、尿痛等泌尿系统症状。

(二)体征及辅助检查

(1)妇科检查可见子宫颈呈糜烂状、溃疡型或菜花样；组织硬而脆，触之易出血。强调妇科检查的重要性，尤其重视三合诊检查，以利于正确评估宫旁情况，指导正确的临床分期。

(2)子宫颈活检是确诊子宫颈癌的“金标准”。对于临床检查高度可疑为子宫颈癌者，可直接行子宫颈多点活检，疑似患者可行阴道镜检查并于镜下可疑部位多点活检，以提高诊断的准确性。

(3)一旦病理确诊为子宫颈癌，不计其临床分期，均应进行影像学评估，包括盆、腹腔 CT 检查、胸部平片或 CT 检查，以及鳞状细胞癌抗原检查，切忌仅依据一项病理学诊断而盲目决定治疗原则。值得注意的是，如果患者有泌尿系统或肠道症状，推荐进行膀胱镜或直肠镜检查。

九、鉴别诊断

(一)慢性子宫颈炎

早期子宫颈癌与慢性子宫颈炎有相似的症状及体征。

(二)子宫颈结核

表现为不规则阴道流血和白带增多，局部见多个溃疡，甚至菜花样赘生物。

(三)子宫颈乳头状瘤

子宫颈乳头状瘤为良性病变，多见于妊娠期，表现为接触性出血和白带增多，外观乳头状或菜花状。

(四)子宫内膜异位症

子宫颈有多个息肉样病变，甚至累及穹隆。

最可靠的诊断方法是做子宫颈和子宫颈管的活检，经病理确诊。

十、治疗原则

子宫颈癌主要的治疗方法有手术和放射治疗，近年来化学治疗日益受到重视。早期患者一般采用单一治疗，而中、晚期患者强调综合治疗。

(一)I_{A1}期的治疗

针对患者个性化特点及要求采用不同的治疗策略。年轻有生育要求者，子宫颈锥切也是该期的一个治疗选择。已完成生育者，推荐经腹、经阴道或腹腔镜下筋膜外全子宫切除术。选择子宫颈锥切手术者，术后3个月、6个月随访追踪细胞学和阴道镜检查，并行子宫颈管搔刮术，两次阴性后每年检查1次。

（二）Ⅰ$_{A2}$期的治疗

对要求保留生育功能者，可选择子宫颈锥切/子宫颈广泛切除＋盆腔淋巴结清扫术；无须保留生育功能者，可行次广泛子宫切除＋盆腔淋巴结清扫术。选择子宫颈锥型切除手术者，术后3～6个月1次细胞学检查和阴道镜检查，2年后每半年1次。

（三）Ⅰ$_{B1}$～Ⅱ$_{A1}$期的治疗

采用手术加或不加辅助治疗，或者初始就采用放射治疗，疗效相当，但放射治疗患者的远期并发症偏高。标准的术式是经腹、腹腔镜或阴道广泛性子宫切除术和盆、腹腔淋巴结切除术。

（四）Ⅱ$_{A2}$～Ⅱ$_{B}$、Ⅲ$_{B}$和Ⅳ$_{A}$期的治疗

该期子宫颈癌的标准治疗方案是同期放射治疗、化学治疗。标准的同期放射治疗包括盆腔外照射＋盆腔内近距离照射。

（五）Ⅳ$_{B}$期/远处转移的治疗

远处转移的患者约占2%。目前尚没有随机试验对比化学治疗和最好的支持治疗对Ⅳ$_{B}$期患者的疗效，有一些证据表明同期放射治疗、化学治疗优于单纯化学治疗。远处转移患者的中位生存期约为7个月。

十一、诊疗注意事项

早期子宫颈癌预后较好，Ⅰ$_{A}$期患者5年生存率可达95%以上，Ⅰ$_{B}$期为80%～85%，Ⅱ期为60%～70%，Ⅲ期以上仅为14%～35%。因此，早发现、早诊断、早治疗是改善子宫颈癌预后的主要措施。

首先，要加强宣教，提高防治意识，使广大妇女自觉主动地定期接受子宫颈病变的筛查，做到及时发现和早期诊断；其次，恰当处理子宫颈病变，尤其强调CINⅡ/Ⅲ的处理要合乎规范，不可直接行子宫切除术，以避免意外发现子宫颈癌的发生；再次，重视妇科检查尤其是强调三合诊的检查，正确评估宫旁是否受累，做到准确分期以指导治疗方式的合理选择；最后，严格掌握不同分期子宫颈癌的治疗原则，做到规范化、个体化、个性化治疗原则，杜绝治疗的随意性，对于不具备诊治条件的医院或不具备诊疗技术的医师，尽量让患者到有条件的医院进行规范诊治。

十二、随访

随访时间：治疗后1个月行第1次随访，以后每隔3个月复查1次，直至术后1年；其后每3～6个月复查1次，连续2年；以后半年复查1次。病情变化时及时治疗。

(1)全身检查，注意浅表淋巴结，腹部情况，腹股沟淋巴结囊肿及水肿等。

(2)妇科检查，注意阴道残端/子宫颈有无复发，盆腔及宫旁有无异常。

(3)其他检查：三大常规、子宫颈鳞癌标志物、胸部X线检查、脱落细胞学检查、泌尿系统检查、超声检查，必要时行盆腔/腹腔CT、MRI或PET-CT检查。

子宫体疾病

第一节 子宫肌瘤

一、概述

子宫肌瘤是女性生殖器最常见的良性肿瘤，由平滑肌及结缔组织组成。常见于30～50岁妇女，20岁以下少见。因肌瘤多无症状或很少有症状，临床报道发病率远低于肌瘤真实发病率。

子宫肌瘤确切病因尚未明了，可能与女性性激素有关。

按肌瘤生长部位分类：子宫体肌瘤（90%）及子宫颈肌瘤（10%）。

按肌瘤与子宫肌壁的关系分类。①肌壁间肌瘤：占60%～70%。②浆膜下肌瘤：约占20%，肌瘤向子宫浆膜面生长，并突出于子宫表面。若肌瘤位于子宫体侧壁且向宫旁生长，突出于阔韧带两叶之间，称为阔韧带肌瘤。③黏膜下肌瘤：占10%～15%，肌瘤向宫腔方向生长，突出于宫腔，表面仅为黏膜层覆盖。

根据FIGO子宫肌瘤的分类系统的定义，肌瘤的类型从0～Ⅷ型，越低的数字表示越接近子宫内膜。

0型：有蒂黏膜下肌瘤，未向肌层扩展。

Ⅰ型：无蒂黏膜下肌瘤，向肌层扩展≤50%。

Ⅱ型：无蒂黏膜下肌瘤，向肌层扩展>50%。

Ⅲ型：肌壁间肌瘤，位置近宫腔，瘤体外缘距子宫浆膜≥5 mm。

Ⅳ型：位置近宫腔，瘤体外缘距子宫浆膜<5 mm。

Ⅴ型：肌瘤贯穿子宫全部肌层。

Ⅵ型：肌瘤突向浆膜。

Ⅶ型:肌瘤完全位于浆膜下。

Ⅷ型:其他特殊类型。

子宫肌瘤变性类型如下。

(一)玻璃样变

玻璃样变又称透明变性,最常见,肌瘤剖面漩涡状结构消失,由均匀透明样物质取代。

(二)囊性变

玻璃样变继续发展,肌细胞坏死液化即可发生囊性变。数个囊腔也可融合成大囊腔,腔内含清亮无色液体,也可凝固成胶冻状。

(三)红色样变

多见于妊娠期或产褥期,为肌瘤的一种特殊类型坏死。肌瘤剖面为暗红色,如半熟的牛肉,有腥臭味,质软,漩涡状结构消失。

(四)肉瘤样变

肌瘤恶变为肉瘤少见,仅为0.4%~0.8%,多见于绝经后伴疼痛和出血的患者。

(五)钙化

多见于蒂部细小、血供不足的浆膜下肌瘤及绝经后妇女的肌瘤。常在脂肪变性后进一步分解成甘油三酯,再与钙盐结合,沉积在肌瘤内。

二、症状

(一)经量增多及经期延长

经量增多及经期延长为最常见症状。多见于大的肌壁间肌瘤及黏膜下肌瘤,肌瘤使宫腔增大,子宫内膜面积增加并影响子宫收缩,此外肌瘤可能使肿瘤附近的静脉受挤压,导致子宫内膜静脉丛充血扩张,从而引起经量增多,经期延长。黏膜下肌瘤伴有坏死感染时,可有不规则阴道流血或血样脓性排液。长期经量增多可继发贫血,出现乏力、心悸等症状。

(二)下腹包块

当肌瘤逐渐增大使子宫超过3个月妊娠大时,可从腹部触及。巨大的黏膜下肌瘤可脱出于阴道外,患者可因外阴脱出肿物就医。

(三)白带增多

肌壁间肌瘤使宫腔面积增大,内膜腺体分泌增多,并伴有盆腔充血,致使白带增多。子宫黏膜下肌瘤一旦感染,可有大量脓样白带。若有溃烂、坏死、出血时,可有血性或脓血性、恶臭的阴道溢液。

(四)压迫症状

压迫膀胱可导致尿频、尿急、排尿困难、尿潴留等;压迫直肠可出现下腹部坠胀不适、便秘等症状;压迫输尿管可出现输尿管扩张甚至发生肾盂积水。

(五)其他

腹痛腹胀、腰酸背痛,经期加重。

三、体征

(1)与肌瘤大小、位置、数目及有无变性相关。大肌瘤可在下腹部扪及实质性不规则肿块。

(2)妇科查体扪及子宫增大,表面不规则单个或多个结节状突起。浆膜下肌瘤可扪及单个实质性球状肿块与子宫相连等。

四、诊断要点

(1)对于出现子宫增大、盆腔肿块或月经量增多的患者,可首选超声检查,并进行血常规和甲状腺功能的检查。

(2)磁共振成像可以向子宫内膜和浆膜表面提供退化肌瘤、肌瘤与子宫内膜和浆膜表面的信息,并决定是否保留子宫。

(3)在月经量多的女性中,生理盐水输入子宫内膜腔后的超声检查可识别出腔内肌瘤的范围。

(4)如果患者出现不规则阴道流血或有子宫内膜增生的危险因素(肥胖、持续性无排卵或长期使用无孕激素的雌激素治疗),可选择性进行凝血功能的检查和子宫内膜活检。必要时行宫腔镜检查明确子宫内膜情况。

五、治疗要点

治疗应根据患者的症状、年龄和生育要求,以及肌瘤的类型、大小、数目进行考虑。

(一)观察

无症状肌瘤一般不需要治疗,特别是近绝经期女性。绝经后肌瘤多可萎缩和症状消失。每 3～6 个月随访 1 次,若出现症状可考虑进一步治疗。

(二)药物治疗

药物治疗适应于症状轻、近绝经年龄或全身情况不宜手术者。

1.促性腺激素释放激素类似物

目前主要是择期手术前或绝经早期的短期应用(3～6 个月)。

适应证:①缩小肌瘤以利于妊娠;②术前控制症状、纠正贫血;③术前应用缩小肌瘤，降低手术难度，或使经阴道或腹腔镜手术成为可能；④对近绝经妇女，提前过渡到自然绝经，避免手术。

2.米非司酮

可作为术前用药或提前绝经使用，10 mg，每天 1 次，口服，连用 3～6 个月。不宜长期使用，因其拮抗孕激素后，子宫内膜长期受雌激素刺激，增加子宫内膜增生的风险。

(三)手术治疗

1.适应证

(1)月经过多致继发贫血，药物治疗无效者。

(2)严重腹痛、性交痛、慢性腹痛、肌瘤蒂扭转引起的急性腹痛者。

(3)体积大，压迫膀胱、直肠、输尿管等并引起相关症状者。

(4)能确定肌瘤是不孕或反复流产的唯一原因者。

(5)疑有肉瘤变者。

2.手术方式

(1)肌瘤切除术：适用于希望保留生育功能的患者。注意事项：0 型和Ⅰ型子宫肌瘤可宫腔镜切除，突入阴道的 0 型子宫肌瘤可经阴道摘除。术后有 50% 复发机会，约 1/3 患者需再次手术。

(2)子宫切除术：无生育要求或疑有恶性变的，可行子宫切除术。注意事项：术前应排除子宫颈及子宫内膜恶性病变。

(四)其他治疗

1.子宫动脉栓塞术

可阻断子宫动脉及其分支，减少肌瘤的血供，延缓肌瘤生长，缓解症状。注意事项：该方法可能引起卵巢功能减退并增加潜在妊娠并发症的风险，对有生育要求的妇女一般不建议使用。

2.子宫内膜去除术

适用于月经量多，无生育要求但希望保留子宫或不能耐受子宫切除术的患者。注意事项：术前应排除子宫颈及子宫内膜恶性病变。

3.射频消融术

射频消融术是采用超声热消融治疗子宫肌瘤的手术方式。优点：不良反应较小，出血少、恢复快。缺点：有一部分患者效果不理想，且无病理支持，可能出现皮肤灼伤和可逆的骨盆神经病。

六、注意事项

(1)有条件的情况下,合并异常子宫出血的子宫肌瘤患者,尽量行宫腔镜检查术排除子宫内膜病变。

(2)行腹腔镜子宫切除或子宫肌瘤切除术时,用肌瘤粉碎装置要慎重,应放入袋内粉碎,并要充分告知患者有肉瘤的可能,以降低子宫肉瘤时盆腔内种植的风险。

第二节　子宫肉瘤

一、概述

子宫肉瘤来源于子宫肌层、肌层内结缔组织和内膜间质,也可继发于子宫平滑肌瘤。少见,恶性程度高,占子宫恶性肿瘤的2%～4%,占女性生殖道恶性肿瘤的1%。多见于40岁以上妇女。

组织学分类及病理特征如下。

(一)子宫平滑肌肉瘤

子宫平滑肌肉瘤分为原发性和继发性两种。原发性平滑肌肉瘤指由具有平滑肌分化的细胞组成的恶性肿瘤,是最常见的子宫恶性间叶性肿瘤。继发性平滑肌肉瘤指原已存在的平滑肌瘤恶变。继发性子宫肉瘤预后较原发性好。

(二)子宫内膜间质肉瘤

子宫内膜间质肉瘤来自子宫内膜间质细胞,按核分裂象、血管侵袭和预后情况分为三类:子宫内膜间质结节、子宫内膜间质肉瘤、高度或未分化子宫内膜肉瘤。

(三)上皮和间叶混合性肉瘤

上皮和间叶混合性肉瘤指具有上皮和间叶两种成分的恶性肿瘤,分为腺肉瘤和癌肉瘤两种。①腺肉瘤:含有良性腺上皮成分及肉瘤样间叶成分的双向分化的肿瘤,多见于绝经后妇女。②癌肉瘤:由恶性上皮和恶性间叶成分混合组成的子宫恶性肿瘤,又称恶性中胚叶混合瘤,多见于绝经后妇女。

二、症状

(一)阴道不规则流血

最常见,量多少不等。

(二)腹痛

肉瘤生长快,子宫迅速增大或瘤内出血、坏死、子宫肌壁破裂引起急性腹痛。

(三)腹部包块

因生长快,患者可自诉扪及迅速增大的下腹部包块。

(四)压迫症状及其他

可压迫膀胱或直肠,出现尿频、尿急、尿潴留、大便困难等症状。晚期患者全身消瘦、贫血、低热或出现肺、脑转移相应症状。

三、体征

(1)子宫增大,外形不规则,子宫颈口有息肉或肌瘤样肿物,呈紫红色,极易出血。

(2)继发感染后有坏死及脓性分泌物。

(3)晚期肉瘤可累及骨盆侧壁,子宫固定,可转移至肠管及腹腔,但腹水少见。

四、诊断要点

(1)因子宫肉瘤临床表现与子宫肌瘤及其他恶性肿瘤相似,术前诊断较困难。

(2)绝经后妇女及幼女的子宫颈赘生物,以及迅速增大伴疼痛的子宫肌瘤,均应考虑有无子宫肉瘤的可能。

(3)辅助诊断可选用彩超、MRI、诊断性刮宫检查,必要时行宫腔镜检查。确诊依据为组织病理学检查。

(4)要注意子宫平滑肌肉瘤与子宫肌瘤的鉴别,子宫内膜间质肉瘤与子宫内膜息肉的鉴别。

五、临床分期

手术病理分期(FIGO 2009)。

(一)子宫平滑肌肉瘤病理分期

Ⅰ期:肿瘤局限于子宫体。

I_A期:肿瘤<5 cm。

I_B期:肿瘤>5 cm。

Ⅱ期：肿瘤侵及盆腔。

$Ⅱ_A$期：附件受累。

$Ⅱ_B$期：子宫外盆腔内组织受累。

Ⅲ期：肿瘤侵及腹腔组织(不包括子宫肿瘤突入腹腔)。

$Ⅱ_A$期：一个病灶。

$Ⅱ_B$期：一个以上病灶。

$Ⅲ_C$期：盆腔淋巴结和/或腹主动脉旁淋巴结转移。

Ⅳ期：膀胱和/或直肠转移，或有远处转移。

$Ⅳ_A$期：肿瘤侵及膀胱和/或直肠。

$Ⅳ_B$期：远处转移。

(二)子宫内膜间质肉瘤和腺肉瘤病理分期

Ⅰ期：肿瘤局限于子宫体。

$Ⅰ_A$期：肿瘤局限于子宫内膜或子宫颈内膜，无肌层浸润。

$Ⅰ_B$期：肌层浸润≤1/2。

$Ⅰ_C$期：肌层浸润＞1/2。

Ⅱ期：肿瘤侵及盆腔。

$Ⅱ_A$期：附件受累。

$Ⅱ_B$期：子宫外盆腔内组织受累。

Ⅲ期：肿瘤侵及腹腔组织(不包括子宫肿瘤突入腹腔)。

$Ⅲ_A$期：一个病灶。

$Ⅲ_B$期：一个以上病灶。

$Ⅲ_C$期：盆腔淋巴结和/或腹主动脉旁淋巴结转移。

Ⅳ期：膀胱和/或直肠转移，或有远处转移。

$Ⅳ_A$期：肿瘤侵及膀胱和/或直肠。

$Ⅳ_B$期：远处转移。

(三)癌肉瘤

分期同子宫内膜癌分期。

六、治疗要点

(1)治疗原则：以手术为主，放射治疗、化学治疗为辅。手术方式主要根据肉瘤的组织学类型来选择。

(2)子宫平滑肌肉瘤：手术切除范围包括全子宫＋双附件。早期绝经前的患者可以保留卵巢；发现子宫外病变则需行肿瘤细胞减灭术。

(3)低度恶性的子宫内膜间质肉瘤和腺肉瘤:全子宫+双附件切除术;高度恶性的子宫内膜间质肉瘤和癌肉瘤:全子宫+双附件切除术+盆腔及腹主动脉旁淋巴结切除术+大网膜切除术。

(4)根据分期和病理类型,术后放射治疗、化学治疗有可能提高疗效。低度恶性子宫内膜间质肉瘤因含雌、孕激素受体,孕激素治疗有一定效果。

七、注意事项

(1)对于术前有变性的子宫肌瘤、迅速增大伴疼痛的子宫肌瘤应提高警惕,充分考虑子宫肉瘤的可能。必要时行 MRI 检查。并慎重选择手术路径。

(2)行腹腔镜子宫切除或子宫肌瘤切除术时,慎重使用肌瘤粉碎装置,以降低子宫肉瘤时盆腔内种植的风险。

(3)术中快速病理不能确诊子宫肉瘤及级别,但肉眼观察可疑时,仍应送快速病理,并与患者家属沟通是否扩大手术范围。

(4)术后病理诊断为子宫肉瘤者,应根据其组织类型和级别,决定是否进一步手术及扩大手术范围。

第三节　子宫内膜良性病变

一、子宫内膜增生性病变

(一)概述

子宫内膜受雌激素持续作用,而无孕激素拮抗,如不排卵(如多囊卵巢综合征)、肥胖、内分泌功能性肿瘤及雌激素疗法等,可发生不同程度的增生性改变,少数可呈萎缩性改变。子宫内膜增生性病变根据 2014 年第 4 版 WHO 女性生殖器官肿瘤分类,较 2003 年分型有新的变化,其分别如表 5-1 所示。

表 5-1　第 3 版与第 4 版分类比较

2003 年第 3 版分类	2014 年第 4 版分类
增生(典型性)	
单纯性增生不伴非典型性	无非典型性子宫内膜增生
单纯性增生不伴非典型性	

续表

2003年第3版分类	2014年第4版分类
非典型增生 单纯性增生伴非典型性 复杂性增生伴非典型性	非典型子宫内膜增生/子宫内膜样上皮内瘤变

(二)临床表现

子宫内膜增生症临床上最主要的症状是子宫不规则出血，表现为月经周期紊乱，经期长短不一，经量不定或增多，甚至大量出血。出血期间一般无腹痛或其他不适。

(三)辅助检查

1.妊娠试验

有性生活史者应行妊娠试验，以排除妊娠及妊娠相关疾病。

2.超声检查

可了解子宫大小、形状，宫腔内有无赘生物，子宫内膜厚度等。

3.子宫内膜取样

(1)诊断性刮宫：其目的包括止血和取材做病理学检查。凡怀疑有子宫内膜病变患者，无论其何种病变，均需要行诊断性刮宫术并送病理检查明确病变。刮宫要全面，特别注意两侧子宫角部；注意宫腔大小、形态，宫壁是否光滑，刮出物性质和量。刮出物应全部送病理学检查。

(2)子宫内膜活检：目前国外推荐使用 Karman 套管或小刮匙等的内膜活检，优点是创伤小，能够获取足够组织标本用于诊断。

(3)宫腔镜检查：在宫腔镜直视下选择病变区进行活检，较盲取内膜的诊断价值高，为首选检查方法。

(四)诊断要点

疾病确诊需要病理学诊断证实。

在病史询问及相关检查过程中，排除其他相关性疾病：妊娠相关出血，生殖器官肿瘤、感染，血液系统及肝、肾重要脏器疾病，甲状腺疾病，生殖系统发育畸形，外源性激素及异物引起的不规则出血。

(五)鉴别诊断

1.黏膜下子宫肌瘤

表现为异常的子宫出血，如月经量大、月经淋漓不尽等。行妇科超声检查可见有宫腔内或肌壁间凸向内膜的较低回声。宫腔镜下表现为向宫腔突出的组织,呈球形,质较韧。切除后行病理学检查可确诊。

2.子宫内膜癌

多出现阴道流血或阴道排液、下腹痛症状。查体可有子宫增大、子宫体压痛。典型的子宫内膜癌的超声图像有宫腔内实性不均质回声区,或宫腔线消失、肌层内有不均回声区。彩色多普勒超声可显示丰富血流信号。行诊断性刮宫、宫腔镜并活检等,取得病理学检查可确诊。

(六)治疗原则

1.一般治疗

贫血者应补充铁剂、维生素 C 和蛋白质,严重贫血者需输血。流血时间长者给予抗生素预防感染。出血期间应加强营养,避免过度劳累和剧烈运动,保证充分休息。

2.无非典型性子宫内膜增生的治疗

(1)药物治疗:①孕激素可有效治疗并预防高危人群的复发。经过周期性孕激素的治疗,98%以上的病变可在 3～6 个月内消退。②用药方案:主要为周期性用药,甲羟孕酮 8～10 mg,每天 1 次;黄体酮胶囊 100 mg,每天 2～3 次等,于月经后半个周期使用,每次 12～14 天;或宫腔内放置左炔诺孕酮宫内节育系统。

(2)手术治疗:子宫内膜去除术,如:子宫内膜射频消融术、宫腔镜子宫内膜电切术。术后应严格随访,监测疾病复发和进展。

3.非典型子宫内膜增生/子宫内膜样上皮内瘤变的治疗

对非典型子宫内膜增生/子宫内膜样上皮内瘤变患者常规治疗为子宫切除术,有保留生育要求的患者可考虑大剂量孕激素治疗,但需严密监测子宫内膜组织学变化。

(1)保守治疗:对于年轻患者,强烈要求保留生育功能,无孕激素药物使用禁忌证,并具备随访条件,经全面评估和充分咨询后,可采用全周期连续大剂量孕激素治疗 3～6 个月,病变消失则停孕激素后积极助孕;应对内膜增生的高危因素,如肥胖、胰岛素抵抗同时治疗。

用药方案:采用大剂量连续用药,如甲羟孕酮 250 mg 口服,每天 1 次;醋酸甲地孕酮 400 mg 口服,每天 1 次等。

病情监测:用药每 3 个月为 1 个疗程,每 1 个疗程结束后即行宫腔镜下刮宫或诊断性刮宫送病理检查,监测药物反应并决定下一步的治疗方案。如果内膜腺体表现为分泌期或萎缩性改变,即可停用药物治疗,对不孕患者及时更换并使用促排卵药。如果内膜对药物反应不好，需加大药物剂量，继续治疗。对长期不愈的顽固性患者，应警惕癌变的可能。

(2)手术治疗：对年龄＞40 岁、无生育要求的患者，建议子宫切除术；年轻患者经药物治疗无效，内膜持续增生、加重或怀疑癌变者，也可考虑手术切除子宫。

(七)诊疗注意事项

(1)无孕激素拮抗的持续性雌激素刺激可导致无非典型性子宫内膜增生，其子宫内膜癌风险增加 3～4 倍，10 年后增加 10 倍。1%～3%的无非典型性子宫内膜增生进展为高分化子宫内膜癌。持续性无拮抗的雌激素刺激可导致无非典型性子宫内膜增生进展为非典型子宫内膜增生/子宫内膜样上皮内瘤变。活检诊断为非典型子宫内膜增生/子宫内膜样上皮内瘤变的患者中，1/4～1/3 在立即进行的子宫切除术中，或在随访的第一年内被诊断为癌。在早期的经典研究中，非典型子宫内膜增生远期风险升高 14 倍，子宫内膜样上皮内瘤变升高 45 倍。

(2)子宫内膜增生的治疗要结合其年龄、生育要求、子宫内膜增生类型等进行治疗。原则上，孕激素治疗是无非典型性子宫内膜增生的首选，子宫切除术仍是非典型子宫内膜增生/子宫内膜样上皮内瘤变的第一选择。对于符合保守治疗的患者，应充分知情，包括：非典型子宫内膜增生/子宫内膜样上皮内瘤变癌变率为 20%～50%，一部分患者已同时合并子宫内膜癌；孕激素的不良反应：血栓性静脉炎发生率为 5%～17%，体重增加发生率为 22%，高血压发生率为 17%，肺栓塞发生率为 1%，血脂及糖代谢改变，血管组织改变。

二、子宫内膜息肉

(一)概述

子宫内膜息肉为炎性子宫内膜局部血管和结缔组织增生形成息肉状赘生物突入宫腔内所致，息肉大小、数目不一，多位于子宫体部，借助细长蒂附着于子宫腔内壁，主要表现为经期延长和经量增多。

(二)临床表现

子宫内膜息肉可单发或多发，70%～90%的子宫内膜息肉有异常子宫出血，表现为经期出血、月经过多、不规则出血、不孕。少数(0～12.9%)会有腺体的不典型增生或恶变。

年龄增加、肥胖、高血压、使用他莫昔芬(三苯氧胺)的妇女容易出现。息肉体积大、高血压是恶变的危险因素。

(三)辅助检查

1.妊娠试验

有性生活史者应行妊娠试验,以排除妊娠及妊娠相关疾病。

2.超声检查

最佳检查时间为周期第10天之前。可行经盆腔或阴道超声检查,通常显示为子宫腔内常规形状的高回声病灶,周围环绕弱的强回声晕。注射生理盐水超声或凝胶超声可提高诊断的准确性。

3.宫腔镜检查

在宫腔镜直视下选择病变区进行活检,具有最高的敏感性和特异性,为首选检查方法。

4.刮宫或子宫内膜活检

不推荐使用。因其敏感性较低,并可能导致息肉破碎,难以用组织学诊断。

(四)诊断要点

结合症状、查体、超声检查及宫腔镜检查多可临床确诊,但仍需在宫腔镜下切除送病理检查,以排除黏膜下肌瘤、腺肉瘤、息肉恶性变等可能。

(五)鉴别诊断

1.黏膜下子宫肌瘤

表现为异常的子宫出血,如月经量大、月经淋漓不尽等。行妇科超声检查可见有宫腔内或肌壁间凸向内膜的较低回声。宫腔镜下表现为向宫腔突出的组织,呈球形,质较韧。切除后行病理学检查可确诊。

2.子宫内膜间质肉瘤

起源于子宫内膜或子宫颈内膜,临床可出现异常子宫出血。查体可见部分表现为息肉样增生,甚至脱出于子宫颈口外。肿瘤体积较一般息肉大,蒂宽,质略脆,表面光滑或可破溃导致感染。需在活检或宫腔镜下电切后,病理确诊。

(六)治疗原则

1.保守治疗

直径<1 cm的息肉若无症状,1年内自然消失率约为27%,恶变率低,可观察随诊;绝经后无症状息肉恶变率较低,充分告知后,可选择观察保守治疗。

2.药物治疗

药物治疗对子宫内膜息肉作用有限,不推荐使用。

3.手术治疗

(1)保守手术。①宫腔镜息肉切除术:对体积较大有症状的息肉推荐宫腔镜指引下息肉摘除、电切，盲刮容易遗漏；术后复发风险为3.7%～10%，短效口服避孕药或左炔诺孕酮宫内节育系统可减少复发风险。②子宫内膜去除术：对无生育要求、多次复发者，可建议子宫内膜去除术。

(2)根治性手术：对恶变风险大者，可考虑子宫切除术。

(七)诊疗注意事项

子宫内膜息肉是一种常见的妇科疾病，临床表现最常见为异常阴道流血。无症状妇女因其他症状体检意外发现子宫内膜息肉。年龄增长与激素替代治疗是其高发的主要原因。子宫内膜息肉恶变不常见，但是随着年龄的增长、绝经后阴道流血常预示恶变的可能性。通过保守治疗，高达25%的子宫内膜息肉可以消退，特别是直径<1 cm的息肉。宫腔镜下息肉切除术是治疗的主要方式。有症状的绝经后息肉患者需要病理取材进行评估，不孕症患者去除子宫内膜息肉可以提高生育能力。

第四节 子宫内膜癌

一、概述

子宫内膜癌是发生于子宫内膜的一组上皮性恶性肿瘤，以来源于子宫内膜腺体的腺癌最常见。为女性生殖道三大恶性肿瘤之一，平均发病年龄为60岁，其中75%发生于50岁以上妇女。

病因尚不清楚。

二、病理类型

(一)内膜样腺癌

内膜样腺癌占80%～90%，内膜腺体高度异常增生，上皮复层，并形成筛孔状结构。按腺癌分化程度分为Ⅰ级(高分化G_1)、Ⅱ级(中分化G_2)、Ⅲ级(低分化G_3)。分级愈高，恶性程度愈高。

(二)腺癌伴鳞状上皮分化

腺癌组织中有时含鳞状上皮成分，伴化生鳞状上皮成分者称棘腺癌(腺角化癌)，伴鳞癌者称鳞腺癌，介于两者之间称腺癌伴鳞状上皮不典型增生。

(三)浆液性腺癌

浆液性腺癌又称子宫乳头状浆液性腺癌,占1%~9%。恶性程度高,易有深肌层浸润和腹腔、淋巴结及远处转移,预后极差。无明显肌层浸润时,也可能发生腹腔播散。

(四)黏液性癌

肿瘤半数以上由胞质内充满黏液的细胞组成,大多腺体结构分化良好,病理行为与内膜样癌相似,预后较好。

(五)透明细胞癌

多呈实性片状、腺管样或乳头状排列,癌细胞胞浆丰富、透亮,核呈异型性或靴钉状,恶性程度高,易早期转移。

三、症状

约90%的患者出现阴道流血或阴道排液、下腹痛症状,在诊断时无症状者不足5%。

(一)阴道流血

主要表现为绝经后阴道流血,量一般不多。尚未绝经者可表现为月经增多、经期延长或月经紊乱。

(二)阴道排液

多为血性液体或浆液性分泌物,合并感染时有腐血性排液,恶臭。因阴道排液异常就诊者约占25%。

(三)下腹疼痛及其他

若肿瘤累及子宫颈内口,可引起宫腔积脓,出现下腹胀痛及痉挛样疼痛。晚期浸润周围组织或压迫神经可引起下腹及腰骶部疼痛。晚期可出现贫血、消瘦及恶病质等相应症状。

四、体征

早期子宫内膜癌妇科检查可无异常发现。晚期可有子宫明显增大,合并宫腔积脓时可有明显触痛,子宫颈管内偶有癌组织脱出,触之易出血。癌灶浸润周围组织时,子宫固定或在宫旁触及不规则结节状物。

五、诊断要点

(1)B超检查:了解子宫大小、宫腔形状、宫腔内有无赘生物、子宫内膜厚度、肌层有无浸润及浸润深度,可对异常阴道流血原因作出初步诊断并为进一步检查提供选择依据。彩色多普勒超声可显示丰富血流信号。

(2)诊断性刮宫与分段诊断性刮宫:①诊断性刮宫是常用的诊断方法。一般无论B超检查结果如何,多需要进行诊断性刮宫。②分段诊断性刮宫:疑有子宫颈转移或鉴别子宫内膜癌和子宫颈管腺癌,应行分段诊断性刮宫。

(3)宫腔镜检查:可直接观察宫腔及子宫颈管内有无癌灶存在,大小及部位,直视下取材活检,减少对早期子宫内膜癌的漏诊。目前多数研究支持可进行宫腔镜检查。

(4)子宫内膜抽吸活检:方法简便,国外报道诊断准确性与诊断性刮宫相当。

(5)MRI检查可用于治疗前评估,对肌层浸润深度和子宫颈间质浸润有较准确的判断;CT检查可协助判断有无子宫外转移。

六、鉴别诊断

(一)功能失调性子宫出血

以月经紊乱(经量增多、经期延长及不规则阴道流血)为主要表现。妇科检查无异常发现,诊断性刮宫和/或组织检查可以确诊。

(二)老年性阴道炎

主要表现为血性白带。检查时可见阴道黏膜变薄、充血或有出血点、分泌物增多等表现。B超检查宫腔内无异常发现,治疗后可好转。必要时先抗感染治疗后,再行诊断性刮宫、宫腔镜检查等。

(三)子宫黏膜下肌瘤或内膜息肉

月经过多或不规则阴道流血,可行B超检查、宫腔镜检查及诊断性刮宫以明确诊断。

(四)子宫颈管癌、子宫肉瘤及输卵管癌

均可有阴道排液增多或不规则流血。内生型子宫颈癌因癌灶位于子宫颈管内,子宫颈管变粗、变硬或呈桶状。子宫肉瘤可有子宫明显增大、质软。输卵管癌以间歇性阴道排液、阴道流血、下腹隐痛为主要症状,可有附件包块。分段诊断性刮宫及影像学检查可协助诊断。

七、治疗要点

主要治疗方法为手术、放射治疗及药物(化学药物及激素)治疗。早期患者以手术为主,按手术病理分期的结果及存在的复发高危因素选择辅助治疗;晚期则采用手术、放射、药物等综合治疗。

子宫内膜癌的分期现采用国际妇产科联盟(FIGO)2009年制定的手术-病理分期,具体如下。

Ⅰ期：肿瘤局限于子宫体。

$Ⅰ_A$期：肿瘤局限于内膜层或浸润深度<1/2 肌层。

$Ⅰ_B$期：肿瘤浸润深度≥1/2 肌层。

Ⅱ期：肿瘤侵犯子宫颈间质，但无子宫体外蔓延。

Ⅲ期：肿瘤局部和/或区域扩散。

$Ⅲ_A$期：肿瘤累及浆膜层和/或附件。

$Ⅲ_B$期：阴道或宫旁受累。

$Ⅲ_C$期：盆腔淋巴结和/或腹主动脉旁淋巴结转移。

$Ⅲ_{C1}$期：盆腔淋巴结阳性。

$Ⅲ_{C2}$期：腹主动脉旁淋巴结阳性和/或盆腔淋巴结阳性。

Ⅳ期：肿瘤侵及膀胱和/或直肠黏膜，和/或远处转移。

$Ⅳ_A$期：肿瘤侵及膀胱和/或直肠黏膜。

$Ⅳ_B$期：远处转移，包括腹腔内和/或腹股沟淋巴结转移。

（一）手术治疗

手术治疗为首选的治疗方法。手术目的一是进行手术-病理分期，确定病变的范围及与预后相关的重要因素；二是切除癌变的子宫及其他可能存在的转移病灶。

不同分期手术范围如下。

（1）Ⅰ期患者应行筋膜外全子宫切除及双侧附件切除术。具有以下情况之一者，应行盆腔及腹主动脉旁淋巴结切除术或取样：①特殊病理类型，如乳头状浆液性腺癌、透明细胞癌、鳞形细胞癌、未分化癌等；②子宫内膜样腺癌 G_3；③肌层浸润深度≥1/2；④癌灶累及宫腔面积超过 50%或有峡部受累。子宫内膜浆液性癌的临床Ⅰ期手术范围应与卵巢癌相同，除分期探查、切除子宫及双附件清扫腹膜后淋巴结外，还应切除大网膜及阑尾。

（2）Ⅱ期应行改良广泛子宫切除及双附件切除术，同时行盆腔淋巴结切除及腹主动脉旁淋巴结取样。

（3）Ⅲ和Ⅳ期的晚期患者手术范围个体化，应与卵巢癌相同，进行肿瘤细胞减灭手术。

（二）放射治疗

放射治疗是治疗子宫内膜癌的有效方法之一，分腔内照射及体外照射两种治疗方式。

单纯放射治疗：仅适用于有手术禁忌证或无法手术切除的晚期内膜癌患者。

放射治疗联合手术及化学治疗：术后放射治疗是Ⅰ期高危和Ⅱ期内膜癌最主要的术后辅助治疗，可明显降低局部复发率，提高生存率。对已有深肌层浸润、分化差、淋巴结转移、盆腔及阴道残留病灶的患者，术后均需加用放射治疗。对Ⅲ期和Ⅳ期患者，通过放射治疗、手术及化学治疗联合应用，可提高疗效。

（三）化学治疗

化学治疗为晚期或复发子宫内膜癌的综合治疗措施之一，也可用于术后有复发高危因素患者的治疗，以期减少盆腔外的远处转移。常用化学治疗药物有顺铂、多柔比星、紫杉醇、环磷酰胺，氟尿嘧啶、丝裂霉素、依托泊苷等。可单独应用或联合应用，也可与孕激素合并使用。子宫浆液性癌术后应给予化学治疗。

（四）孕激素治疗

主要用于晚期或复发子宫内膜癌的治疗，也可用于早期有保留生育功能的年轻患者。孕激素受体阳性者有效率可达 80%。常用药物：口服醋酸甲羟孕酮 200～400 mg/d；己酸孕酮 500 mg，肌内注射每周 2 次。长期使用可有水钠潴留、水肿或药物性肝炎等不良反应，停药后即可恢复。

（五）保留生育功能

治疗对于病灶局限在内膜、高分化、孕激素受体阳性的子宫内膜癌，患者坚决要求保留生育功能，可考虑不切除子宫和双附件，采用大剂量孕激素进行治疗。但是，这种治疗目前仍处在临床研究阶段，不应作为常规治疗手段。治疗前应充分告知患者保留生育功能治疗的利弊，3 个月进行 1 次诊断性刮宫，判断疗效以决定后续治疗。

八、注意事项

（1）手术需注意的要点：①术中首先进行全面探查，对可疑病变部位取样做冰冻切片检查；②留腹水或盆、腹腔冲洗液进行细胞学检查；③解剖并观察切除的子宫标本，判断有无肌层浸润。手术切除的标本应常规进行病理学检查，癌组织还应行雌、孕激素受体检测，作为术后选用辅助治疗的依据。

（2）子宫内膜癌分期手术后是否需要补充放射治疗、化学治疗，主要依据肿瘤的恶性程度及病变范围来决定，包括手术病理分期、组织学类型、肿瘤分级、肌层浸润深度、淋巴结转移及子宫外转移等。

第六章 女性生殖内分泌疾病

第一节 闭　经

任何因素导致的月经从未来潮或月经来潮后异常停止都称为闭经。闭经是许多疾病导致的共同症状。闭经可分为生理性闭经和病理性闭经。女性一生中有几个阶段会发生生理性闭经，比如怀孕期、哺乳期、绝经期；病理性闭经情况复杂，很多疾病可以导致闭经，不同病因导致的闭经其治疗方法和结局不同，因此，了解闭经的病因并准确诊断十分重要。

本节主要介绍病理性闭经。

一、定义

闭经分为原发性闭经和继发性闭经 2 种。

(一)原发性闭经

原发性闭经是指女性年满 16 岁尚无月经来潮，或 14 岁尚无第二性征发育，或第二性征发育已过 2 年而月经仍未来潮者。此定义以正常青春期应出现第二性征发育和月经初潮的年龄推后两个标准差为依据。

(二)继发性闭经

继发性闭经是指月经建立后月经停止，停经持续时间超过既往 3 个正常月经周期或月经停止 6 个月以上者。

二、病因与分类

调节月经的生理过程十分复杂，需要中枢神经系统、下丘脑、垂体、卵巢、生殖系统参与。正常月经建立和维持的必要条件：①正常的下丘脑-垂体-卵巢轴的神经内分泌调节；②子宫内膜对激素的周期性反应良好；③生殖道的引流畅通。其中任何1个环节发生异常都会导致月经失调甚至闭经。闭经是妇科疾病中常见的症状，可由各种原因引起。

由于引起闭经的病因复杂，所以病理性闭经存在多种分类方式，具体如下。①按发生时间分类：分为原发性闭经和继发性闭经。②按促性腺激素的激素水平分类：分为低促性腺激素性闭经和高促性腺激素性闭经。前者是由于下丘脑或垂体的问题导致的促性腺激素水平低下，从而导致卵巢功能低下性闭经；后者是由于卵巢本身功能减退导致的闭经。③按病因和发生部位进行分类：该分类根据参与调节月经的不同部位进行分类，分为子宫或下生殖道病变性闭经、卵巢性闭经、垂体性闭经、下丘脑性闭经。下面将按闭经发生的部位概述导致闭经的原因。

(一)子宫或下生殖道性闭经

子宫是形成月经的器官，由于先天的子宫缺如、发育异常或后天损伤导致其对卵巢性激素无反应，不能周期性发生内膜增殖和分泌期变化，导致闭经。该类型的闭经通常生殖内分泌功能及第二性征正常。

1.子宫性闭经

子宫性闭经的病因包括先天性和后天性两种。先天性子宫性闭经包括米勒管发育不全综合征和雄激素不敏感综合征；后天性子宫性闭经包括手术、感染导致的子宫腔（简称宫腔）粘连或闭锁。

(1)先天性子宫性闭经。①米勒管发育不全综合征：由于米勒管先天性子宫性闭经发育障碍引起的先天畸形，表现为始基子宫或无子宫、无阴道或阴道盲端，而外生殖器、输卵管、卵巢发育正常，女性第二性征正常，其中30%的患者伴肾脏畸形，12%的患者伴有骨骼畸形。近年来的研究发现该病与基因异常有关。约20%的原发性闭经伴有子宫阴道发育不全。②雄激素不敏感综合征：雄激素不敏感综合征患者染色体为男性核型(46,XY)，性腺为睾丸，体内睾酮为男性水平，由于缺乏雄激素受体，因此导致男性生殖器发育异常，由于靶器官缺乏雄激素受体，因此性毛缺失或异常。该病分为完全性和不完全性两种表现类型，前者外生殖器呈女性特征且发育幼稚，无阴毛和腋毛，青春期启动后乳房发育，但无乳头；后者表现为外生殖器性别不清，有阴毛和腋毛。

(2)继发性子宫性闭经：Asherman综合征是继发性子宫性闭经中最常见的原因。因人工流产刮宫过度、诊断性刮宫过度、产后或引产后，或流产后出血刮宫损伤内膜基底层，或伴有子宫内膜炎导致宫腔粘连或闭锁。宫腔完全粘连者无月经；宫颈管粘连者有月经产生但不能流出，造成周期性下腹痛。感染所致的子宫内膜炎严重时也可以导致闭经，如结核性子宫内膜炎时，子宫内膜遭受破坏易导致闭经。手术切除子宫或子宫内膜电灼可导致闭经。宫腔内放射治疗（简称放疗）也可导致闭经。

2.下生殖道性闭经

下生殖道性闭经包括处女膜闭锁、阴道横隔、阴道闭锁、子宫颈（简称宫颈）闭锁等。

（1）处女膜闭锁：处女膜闭锁是发育阶段泌尿生殖窦未能贯穿前庭导致，发病率约为0.015%。该病临床上主要表现为月经初潮后因经血不能外流而积聚阴道，多次行经后逐渐形成阴道血肿，以后逐渐发展为宫腔积血。随着病情发展，临床症状逐渐出现，最早可感觉周期性下坠胀、腹痛，呈进行性加重。当血肿压迫尿道和直肠，可引起排尿及排便困难、肛门坠痛、尿频、尿急等。当经血流入腹腔，可出现剧烈腹痛。妇科检查时可以发现处女膜封闭无开口，有时可触及阴道血肿。处女膜孔出生后因炎症等原因形成粘连将孔封闭，也可导致处女膜闭锁。

（2）阴道横隔和阴道闭锁：阴道横隔是由于两侧米勒管融合后其尾端与泌尿生殖窦未贯通或部分贯通所致。阴道闭锁是泌尿生殖窦未形成阴道下段所致，通常上 2/3 正常，下 1/3 闭锁，青春期后经血积存于阴道上段或横隔内侧不能流出。

（3）宫颈闭锁：先天性宫颈闭锁是由于米勒管尾端发育异常或发育停滞所致。常表现为原发性闭经、周期性下腹痛、盆腔及宫腔积液等。后天性宫颈闭锁主要是手术损伤导致，如宫颈癌保留生殖功能手术、宫颈锥切或宫颈环形电切术后，可导致宫颈闭锁，造成闭经及宫腔经血滞留。

（二）卵巢性闭经

卵巢性闭经是由于卵巢先天性发育异常或后天因素导致功能过早衰退，雌、孕激素等卵巢激素水平下降，卵泡刺激素（follicle-stimulating hormone，FSH）和黄体生成素（luteinizing hormone，LH）反馈性升高。

1.先天性性腺发育不全

先天性性腺发育不全性闭经占原发性闭经的 35%左右，分为染色体异常和染色体正常两类。

（1）特纳综合征：特纳综合征患者缺少 1 个 X 染色体或 X 染色体的 1 个片段，染色体核型为 X 染色体单体（45，XO）或嵌合体（45，XO/46，XX 或 45，

XO/47,XXX)。表现为卵巢不发育、原发性闭经、第二性征发育不良。患者通常身材矮小,常有蹼颈、盾状胸、后发际低、肘外翻、腭高耳低、鱼样嘴等临床特征,患者还伴有面部多痣,部分患者伴有主动脉狭窄及肾、骨骼畸形。

(2)单纯性性腺发育不全:单纯性性腺发育不全患者染色体核型正常,但分为女性核型和男性核型两种类型。①46,XX 性腺发育不全:患者卵巢呈条索状、无功能的实质结构,内无生殖细胞,子宫由于缺乏雌激素刺激呈幼稚型,外生殖器为女性型,第二性征不发育或发育差,体格发育正常。表现为原发性闭经。激素治疗可促进第二性征和生殖器官的发育及恢复月经来潮。②46,XY 性腺发育不全:主要表现为原发性闭经,性腺呈条索状,体格发育正常。由于存在Y染色体,患者在 10～20 岁时发生性腺母细胞瘤或无性细胞瘤的可能性增高。因此,一经确诊应立即切除条索状性腺。

2.卵巢不敏感综合征或抵抗性卵巢综合征

该病表现与卵巢早衰相似,但病理却有不同。由于卵巢的包膜受体缺陷,导致对促性腺激素的反应低下或无反应,因此不能周期性发生卵泡的发育、成熟、排卵及分泌性激素,因此出现闭经;雌、孕激素和抗米勒管激素水平低下,不能反馈性地抑制垂体激素,因此 FSH 和 LH 水平升高。临床表现为闭经、生殖器官萎缩,但卵巢形态饱满,内有多数原始卵泡和极少数初级卵泡,第二性征不发育或退缩,促性腺激素水平升高。

3.早发性卵巢功能不全

早发性卵巢功能不全是指发生在 40 岁以前的卵巢功能减退。表现为继发性闭经,常伴有潮热、多汗、失眠、乏力等更年期症状,激素测定呈现低雌激素和高促性腺激素的特点。卵巢内无卵母细胞或虽有原始卵泡但对促性腺激素无反应。早发性卵巢功能不全的病因不明,常见有遗传因素、药物破坏或手术损伤、自身免疫因素等。

(三)垂体性闭经

垂体的器质性病变或功能失调均可导致月经紊乱或闭经。

1.先天性垂体病变

先天性垂体病变包括单一垂体促性腺激素水平低下和生长激素缺乏,前者是单一 LH 或 FSH 亚单位或受体缺乏所致,后者是先天性垂体前叶生长激素分泌不足所致。

2.垂体瘤

腺垂体包含多种具有分泌功能的细胞,可分泌催乳素、生长激素、促肾上腺激素、促甲状腺激素等，这些腺细胞可产生垂体瘤，如催乳素腺瘤、生长激素腺瘤、促甲状腺激素腺瘤、促肾上腺皮质激素腺瘤及无功能垂体腺瘤。由于不同类型的肿瘤可分泌不同的激素，因此症状各不相同，但都会有闭经表现。

(1)催乳素腺瘤：占垂体功能性肿瘤的45%～70%，占闭经患者的15%左右。女性患者表现为闭经、溢乳、复发性流产、不孕等，40%的患者出现高雄激素症状，肿瘤增大可能出现神经压迫症状，如头痛、视力减退、视野缺损等。

(2)生长激素腺瘤：为垂体前叶嗜酸细胞瘤，因瘤细胞分泌过多的生长激素而引发一系列症状。因发病年龄不同可表现为巨人症或肢端肥大症，前者发生于未成年人，有原发性闭经；后者发生于成年人，常有继发性闭经和性功能障碍。

(3)促甲状腺激素腺瘤：为嗜酸细胞瘤或嫌色细胞瘤，瘤细胞分泌过量的促甲状腺激素，导致甲状腺激素水平过高，引起甲状腺功能亢进和闭经。

(4)促肾上腺皮质激素腺瘤：该瘤细胞分泌大量的促肾上腺皮质激素，致使肾上腺分泌皮质醇量增高，从而导致向心性肥胖，女性患者出现闭经、多毛、痤疮等。

3.空蝶鞍综合征

先天发育不全、肿瘤、手术破坏、妊娠后等因素，导致脑脊液流入垂体窝，蝶鞍扩大，垂体受压而缩小。临床上可无症状，部分患者出现头痛、视野改变、脑脊液鼻漏或颅内高压，并发下丘脑功能失调时可导致内分泌功能紊乱，出现闭经、溢乳等。

4.席汉综合征

由于产后大出血、休克导致垂体缺血梗死。一般垂体前叶最为敏感，可累及促性腺激素、促甲状腺激素及促肾上腺激素分泌细胞，从而出现闭经、无乳汁分泌、性欲减退、毛发脱落等症状，还可以出现畏寒、贫血、嗜睡、低血压及基础代谢率低下等症状。垂体后叶功能受影响可导致尿崩症。

(四)下丘脑性闭经

下丘脑性闭经是指包括中枢神经系统、下丘脑疾病或功能紊乱引起的促性腺激素释放激素脉冲分泌异常或分泌不足导致的闭经。其原因分为先天性因素和后天性因素，先天性因素包括下丘脑促性腺激素释放激素神经元先天性发育异常导致的功能低下，如Kallmann综合征、特发性低促性腺激素性性腺功能低下；后天因素主要是环境因素、精神心理因素、营养、运动等导致的继发性低促性腺激素性性腺功能低下。

1.先天性因素

先天性疾病包括伴有嗅觉障碍的Kallmann综合征和不伴嗅觉障碍的特发性低促性腺激素性性腺功能低下。

(1)Kallmann综合征:是下丘脑先天性分泌促性腺激素释放激素缺陷,同时伴有嗅觉丧失或减退的一种疾病,因Kallmann于1944年首次报道而得名。男女均可发病,女性发病率为1/5 000。病变在下丘脑,先天性促性腺激素释放激素分泌不足与嗅觉神经发育不全有关。由于胚胎时期分泌促性腺激素释放激素的神经元和嗅觉神经元为同一来源,移行途径相同,因此,本病的发生是嗅神经元向前脑移行未达嗅球,却终止于筛板和前脑之间,促性腺激素释放激素神经元也终止于此,两种神经元部分或完全不发育,故导致闭经的同时伴发嗅觉异常。患者表现为原发性闭经、第二性征不发育,同时伴嗅觉缺失。可伴神经系统异常、眼球运动失常、凝视性眼球水平震颤、感觉神经性耳聋、体格系统异常、唇裂、裂腭、单侧肾、弓形足等表现。激素测定FSH、LH均明显降低。

(2)特发性低促性腺激素性性腺功能低下:是染色体隐性遗传疾病,为单纯的促性腺激素释放激素缺乏导致的性腺功能低下。表现为原发性闭经、第二性征不发育或发育差。除了没有嗅觉缺失,其他表现与Kallmann综合征基本一致。

2.器质性因素

下丘脑器质性疾病,包括肿瘤、炎症、手术等导致的功能受损,引起促性腺激素释放激素分泌不足,下丘脑-垂体-卵巢轴功能低下。

(1)颅咽管瘤:是一种生长缓慢的肿瘤,位于蝶鞍上垂体柄漏斗部前方,肿瘤增大可压迫第三脑室,向上压迫视神经交叉,向下压迫下丘脑和垂体出现相应的压迫症状,如颅内压增高、肥胖、视力障碍等。颅咽管瘤发生在青春期可出现原发性闭经、性幼稚、生长障碍;发生在青春期后表现为继发性闭经、女性性征退化、生殖器官萎缩、骨质疏松等。

(2)弗勒赫利希综合征:该病主要是下丘脑组织病变侵犯了释放促性腺激素释放激素的神经核群,同时也侵犯了与摄食有关的神经核群,导致性腺功能低下和肥胖。表现为闭经、第二性征发育差、内生殖器和外生殖器发育不良,伴多食和肥胖。

3.功能性因素

功能性下丘脑性闭经是由于下丘脑-垂体-卵巢轴功能受到抑制导致的,不是器质性疾病或结构性疾病造成的,因此,这种类型的闭经常常是可逆的。下丘脑分泌的促性腺激素释放激素受中枢神经系统的调节，许多环境因素可导致下丘脑功能紊乱，分泌促性腺激素释放激素的水平、脉冲频率和幅度异常，导致下丘脑-垂体-卵巢轴功能失调，从而发生闭经。导致下丘脑功能失调的因素包括精神心理因素、运动、饮食、环境变化等。

(1)精神应激性闭经：精神刺激和创伤的应激反应，可导致下丘脑-垂体-卵巢轴功能失调，导致闭经。精神应激刺激可以使促肾上腺皮质激素释放激素增加，皮质激素分泌增加，内源性阿片肽增加，抑制下丘脑及垂体激素释放。

(2)运动性闭经：长期过量、剧烈的运动会导致自身体脂减少，产生相应的应激反应，进而导致瘦素下降等，引起下丘脑-垂体-卵巢轴功能失调，导致闭经。这种现象在69%的运动员中发生，运动一旦引起闭经，提示患者存在能量消耗和摄入不平衡及饮食不足，进而激素水平降低，可导致骨质丢失、骨密度降低。

(3)跌重性闭经：神经性厌食是一种严重的进食障碍，多数由生物、社会、精神因素引起。该神经性厌食的精神应激刺激和体重严重下降会导致内分泌功能紊乱，引起闭经。该病不仅影响下丘脑-垂体-卵巢轴，还影响下丘脑-垂体-肾上腺轴和下丘脑-垂体-甲状腺轴，因此患者不仅出现性激素水平低下，肾上腺皮质激素、甲状腺激素水平均有不同程度地下降，导致除闭经以外的怕冷、乏力、皮肤干燥、血压降低等问题。另外，节食过度、营养不良、胃肠道吸收障碍等都可导致跌重性闭经。

4.药物因素

很多药物可以干扰下丘脑和垂体的功能，导致闭经。如抗精神病药物(氯丙嗪、奋乃静)通过阻断多巴胺受体引起催乳素升高，从而抑制促性腺激素释放激素释放，导致闭经和溢乳；长效避孕药中的雌、孕激素可以抑制下丘脑-垂体-卵巢轴的功能，从而导致部分女性闭经；其他药物，如利血平、甲氧氯普胺、地西泮等可以通过抑制下丘脑的催乳素抑制因子而产生溢乳和闭经症状。药物性闭经的特点是停药后月经可自动恢复正常。

(五)其他因素

雄激素异常、其他内分泌系统异常等皆可导致闭经。

1.雄激素增高

(1)多囊卵巢综合征：是临床上常见的妇科内分泌紊乱性疾病，由于LH/FSH失调、雄激素产生过多、胰岛素抵抗等一系列内分泌紊乱，导致卵巢持续不排卵，造成闭经。

(2)卵巢功能性肿瘤：卵巢上出现的具有分泌功能的肿瘤皆可影响月经。产生雄激素的肿瘤，包括睾丸母细胞瘤、卵巢门细胞瘤、卵泡膜细胞瘤等，由于产生过量的雄激素，抑制下丘脑-垂体-卵巢轴功能而引起闭经。

（3）卵泡膜细胞增殖症：为卵泡膜细胞和间质细胞增殖导致雄激素水平升高，患者呈男性化表现，常伴有胰岛素抵抗。

（4）先天性肾上腺皮质增生症：是先天性酶缺陷导致的疾病，常见的有21-羟化酶缺乏和11β-羟化酶缺乏，为常染色体遗传疾病。由于酶缺乏导致皮质醇合成减少，促肾上腺皮质激素合成增多，刺激肾上腺皮质增生，合成过多的雄激素，严重的导致女婴外生殖器男性化，轻者表现为类似多囊卵巢综合征的高雄激素症状和闭经。

2.甲状腺功能异常

甲状腺和性腺的内分泌活动可以直接或间接的相互影响，因此，当甲状腺发生疾病时，其分泌的甲状腺激素水平的增加或减少都会影响到生殖系统的功能。甲状腺功能亢进中、重度患者对垂体功能反馈抑制，引起促甲状腺激素释放激素、促甲状腺激素、促性腺激素释放激素降低，导致无排卵月经或闭经。甲状腺功能减退患者可导致青春期前患者出现原发性闭经、身材矮小、性幼稚等，成年患者出现月经过多、无排卵性功能失调性子宫出血。引起早发性卵巢功能不全的重要原因之一是免疫因素，研究发现部分慢性淋巴细胞性甲状腺炎患者伴发早发性卵巢功能不全，可能是自身抗体损伤卵巢功能的结果。

3.肾上腺功能异常

控制肾上腺和卵巢功能的下丘脑激素释放激素间存在交叉作用，因此肾上腺和卵巢关系密切，肾上腺疾病可影响卵巢功能，出现月经紊乱或闭经。

（1）肾上腺皮质功能亢进：该病是促肾上腺皮质激素分泌过多或肾上腺肿瘤所致，表现为向心性肥胖、高血压、高血糖、多毛、痤疮、月经失调或闭经等一系列症状。

（2）肾上腺皮质功能低下：是由于肾上腺皮质功能低下导致患者出现虚弱、疲乏、厌食、恶心等症状为特点的一种疾病。引起肾上腺功能低下的原因：肾上腺结核、梅毒、肿瘤、出血等导致肾上腺功能破坏；精神神经因素导致肾上腺功能减退；自身免疫因素造成的同时合并卵巢、甲状腺等的多腺体自身免疫疾病。该病常出现卵巢功能低下，严重时表现为排卵障碍、月经过多、闭经等。

4.糖代谢失调

胰岛素缺乏或外周组织对胰岛素敏感性下降而引起的一种代谢性疾病。胰岛功能的失调可影响性腺功能，出现月经紊乱、闭经、不孕等症状。1型糖尿病且未经治疗控制的女性患者,闭经率高达50%,这说明糖尿病对生殖轴的影响十分明显。

三、诊断

闭经的原因很多,是许多疾病的一种共同表现,要根据病史、体格检查和相关的辅助检查找出导致闭经的原发病因,才能最终诊断其类型和发生部位。因此,详细了解闭经患者的发病史、月经史、生育史、个人史十分重要。

(一)病史

1.现病史

了解末次月经时间,并区分是自然月经,还是激素治疗后的撤退性出血。了解发病前有无诱因,如环境改变、精神刺激、过度劳累、寒冷刺激等,精神心理因素、节制饮食或厌食所致的明显体重下降,消耗性疾病引起的严重营养不良等。

2.月经史

原发性闭经患者应询问其有无自然的乳房发育和周期性腹痛、性毛生长情况、身高增长速度等。继发性闭经患者应询问其初潮年龄、周期、经期、经量等;闭经以来有无伴发症状,如早孕样反应、腹痛、溢乳、视力改变、体重增加、围绝经期症状等;曾做过什么检查,用过哪些药物等;最近的两次月经日期。

3.婚育史

婚育史包括婚姻状况、结婚年龄、避孕方法、避孕药具使用时间等。妊娠生育史包括妊娠次数、分娩次数,有无难产、大出血和手术生产情况,有无产后并发症;流产次数、方法,有无并发症等;有无人工流产、取环、宫腔镜等可能造成子宫内膜损伤的病史。

4.既往史

幼年有无腮腺炎、结核、脑炎、脑部创伤、生殖器官感染史。有无垂体瘤、垂体手术、垂体外伤等病史。有无其他内分泌疾病史,如甲状腺、肾上腺和胰腺等异常病史。

5.个人史

个人生活习惯、饮食习惯、学习及工作压力、环境改变、运动强度、家庭关系等。

6.家族史

母亲、姐妹有无提早绝经的病史,父母是否为近亲结婚等。

(二)临床表现和体格检查

1.临床表现

女性16岁以上月经从未来潮，为原发性闭经；原来月经正常，排除妊娠和哺乳，月经停止6个月以上或停经超过3个自身月经周期，为继发性闭经。

2.体格检查

(1)全身检查：了解全身发育状况、有无畸形；测量身高、体重、四肢与躯干的比例，五官特征，观察精神状态、智力发育、营养状况等，对毛发分布和浓密程度进行评分，评估乳房发育情况并检查是否溢乳，腹股沟和小腹部有无肿块等。

(2)妇科检查：观察外生殖器发育情况，有无阴毛及其分布情况，阴蒂大小，处女膜是否闭锁，阴道是否通畅，有无先天性畸形；检查子宫和卵巢的大小，有无肿块和结节，输卵管有无增粗和肿块等。

(三)辅助检查

1.激素试验

雌、孕激素撤退试验是传统的闭经检测手段，但有些专家认为这种方法特异性和敏感性差而不建议使用。

(1)孕激素试验：根据孕激素试验将闭经分为Ⅰ度闭经和Ⅱ度闭经，反映闭经的严重程度。卵巢具有分泌雌激素功能，有一定雌激素水平，用孕激素有撤退性出血称Ⅰ度闭经；卵巢分泌雌激素功能缺陷或停止，雌激素水平下降，用孕激素无撤退性出血，称Ⅱ度闭经。方法为黄体酮20 mg，肌内注射，共3～5天；或甲羟孕酮8～10 mg，每天1次，共5～7天；或地屈孕酮10 mg，每天2次，共10天。停药后2～7天内有撤退性出血为阳性，即Ⅰ度闭经，表示生殖道完整，体内有一定水平的内源性雌激素，但有排卵障碍；如本试验为阴性，则为Ⅱ度闭经。

(2)雌激素试验：孕激素试验阴性者行雌激素试验以排除子宫性闭经。口服雌激素(炔雌醇0.05 mg，或妊马雌酮0.625 mg，或戊酸雌二醇1 mg)每天1次，共20天，于用药第16天开始用孕激素制剂(黄体酮胶囊100 mg，口服，每天2次；或甲羟孕酮8～10 mg，每天1次；或地屈孕酮10 mg，每天2次)共10天。停药后2～7天内有撤退性出血者为阳性，表示子宫内膜正常，下生殖道无梗阻，病变为内源性雌激素缺乏引起；试验阴性表示病变在子宫，重复2个周期仍无出血，提示子宫内膜受损或无反应，或下生殖道梗阻。

(3)垂体兴奋试验：FSH及LH低于正常者，需用此试验区分病变在垂体还是下丘脑。方法是静脉注射促性腺激素释放激素50 μg，于注射前及注射后15分钟、30分钟、60分钟、120分钟分别采血测定LH。峰值通常出现在注射后

15～30分钟，峰值为注射前2倍以上为阳性，说明病变可能在下丘脑；如果峰值后移，提示可能是Kallmann综合征或特发性低促性腺激素性性腺功能低下。该试验阴性者人工周期治疗1～3个月重复该试验仍无反应者表示病变在垂体。若FSH升高不明显，LH较基础值明显升高3～5倍，伴有LH/FSH＞3，提示可能是多囊卵巢综合征。

2.靶器官功能检查

(1)子宫功能检查：诊断性刮宫加内膜活体组织检查(简称活检)、宫腔镜适用于已婚妇女，用于了解宫腔深度、内膜情况、宫颈管和宫腔有无粘连。刮取内膜活检可以了解子宫内膜的分期并判断其对卵巢激素的反应，并可诊断内膜增生、内膜结核、内膜息肉、内膜癌等疾病。

(2)卵巢功能检查：包括基础体温测定、宫颈评分、宫颈脱落细胞学检查等。①基础体温测定：孕酮通过体温调节中枢使体温升高，正常有排卵的月经周期排卵后24小时体温开始升高，整个后半周期体温较前半周期升高0.3～0.5℃，因此体温呈双相型，通常提示卵巢有排卵和黄体形成。②宫颈黏液检查：宫颈受雌、孕激素的影响会发生形态、宫颈黏液物理性状的改变。该检查分为宫颈黏液评分和宫颈黏液结晶检查两种，前者是根据宫颈黏液的量、拉丝度、宫颈口张合的程度进行评分；后者根据黏液的结晶判断受雌激素影响的程度及是否受孕激素的影响。③阴道脱落细胞学检查：通过观察阴道脱落细胞中表层细胞、中层细胞、底层细胞的比例，判断雌激素水平，一般表层细胞的比例越高，表示雌激素水平越高。中枢性闭经及卵巢早衰患者都会出现不同程度的雌激素低落状态。

3.内分泌测定

(1)生殖激素测定：闭经患者需要测定的生殖激素通常包括FSH、LH、催乳素、雌激素、孕酮、睾酮等，测定早卵泡期(月经周期1～5天)的FSH、LH适用于雌激素试验阳性者，以区别雌激素缺乏是卵巢性或中枢性。高促性腺激素性性腺功能低下：FSH≥30 IU/L，说明病变在卵巢；低促性腺激素性性腺功能低下：FSH或LH＜5 IU/L，或单纯性LH降低，提示病变在中枢(下丘脑或垂体)；LH/FSH比值增大，提示可能患有多囊卵巢综合征；FSH/LH比值增大，提示可能与卵巢功能减退有关，但其切割值尚待统一。早卵泡期刺激素测定可反映卵巢激素的水平，刺激素≤50 pg，提示卵巢功能低下；黄体期孕酮≥15.9 nmol/L，说明有排卵；睾酮水平增高，提示有多囊卵巢综合征、卵巢男性化肿瘤、睾丸女性化疾病、肾上腺皮质疾病等可能，需要进行相关检查以鉴别诊断。催乳素测定要在上午9～11时，空腹、安静状态下，避免应激因素影响测定结果。催乳素

>25 ng/mL为高催乳素血症，催乳素过高时需要进行磁共振成像（MRI）检查以排除垂体催乳素瘤，此外要根据病史寻找相应的病因。17α-羟孕酮水平升高时，可能是肾上腺皮质增生症，需要进行肾上腺皮质激素刺激试验进行诊断。

（2）其他激素：甲状腺激素、肾上腺激素、胰岛素等的测定可以确定闭经的原发病因。

4.其他辅助检查

（1）B超检查：通过B超检查可了解盆腔有无肿块，了解是否有子宫，子宫大小、内膜情况，宫腔内有无占位病变，卵巢的大小及形态，卵泡大小及数目，有无肿块，盆腔有无积液等。

（2）子宫输卵管造影检查：怀疑子宫疾病、结核、粘连者，应行子宫输卵管造影检查，了解子宫是否有粘连、输卵管是否通畅等。

（3）宫腔镜检查：有助于明确子宫性闭经的病变性质，了解宫腔粘连的部位、程度、范围等，估计月经恢复的可能性。

（4）腹腔镜检查：可以在直视下观察卵巢的外观、大小、形状等，明确闭经的病因，腹腔镜下可以行活检，卵巢活检有利于明确两性畸形的病因。

（5）计算机体层显像（CT）或MRI检查：可用于头部蝶鞍区的检查，有利于分析肿瘤的大小和性质，诊断空蝶鞍、垂体瘤等疾病。

（6）染色体检查：对于FSH增高的原发性闭经患者，应常规进行外周血染色体检查，对鉴别先天性性腺发育不全的病因、两性畸形的病因有重要意义。

（7）自身免疫性抗体检测：与闭经有关的自身免疫性抗体包括抗肾上腺抗体、抗甲状腺微粒体抗体、抗卵巢抗体、抗胰岛细胞抗体等。

（8）其他：怀疑为结核者，应测定血沉、结核菌素试验、X线胸片；怀疑妊娠或相关疾病者，应检查人绒毛膜促性腺激素（human chorionic gonadotropin，HCG）。

四、治疗

引起闭经的原因复杂多样，有先天和后天因素，更有功能失调和器质性因素之分，因此治疗上要按照患病病因制订出不同的治疗方案，病因治疗和激素补充治疗相结合。

（一）一般治疗

月经正常来潮受神经内分泌调节，精神心理、社会环境、饮食营养对其有重大影响。另外闭经本身也会影响患者的身心健康。因此，全身治疗和心理调节对闭经患者十分必要。对于因精神创伤、学习和工作压力导致的精神应激性闭经,要进行耐心的心理疏导;对于盲目节食减肥或服药减肥导致的闭经,要指导其正确认识和利用适当途径进行体重控制,并告知过度节食减肥的弊端;对于偏食引起的营养不良,要纠正饮食习惯;慢性疾病导致的营养不良,要针对病因进行治疗,并适当增加营养。若闭经患者伴有自卑、消极的心理问题,要鼓励其树立信心,配合治疗,有助于月经早日恢复。

(二)激素治疗

对于原发性闭经患者,激素应用的目的是促进生长和第二性征发育,诱导人工月经来潮;对于继发性闭经患者,激素应用的目的是补充性激素,诱导正常月经,防止激素水平低下造成的生殖器官萎缩、骨质疏松等。

1.单纯雌激素应用

(1)促进身高生长和第二性征发育:特纳综合征患者及性腺发育不良患者缺乏青春期雌激素刺激产生的身高突增阶段,因此,这类患者在骨龄达到 13 岁以后,可以开始小剂量应用雌激素,如炔雌醇 0.012 5 mg/d,妊马雌酮 0.300～0.625 mg/d,戊酸雌二醇 0.5～1 mg/d,17β-雌二醇0.5～1 mg/d,可加快生长速度。

(2)促进生殖器官发育及月经来潮:原发性闭经患者为低雌激素水平者,第二性征往往发育不良或完全不发育,应用小剂量雌激素模拟正常青春期水平,刺激女性第二性征和生殖器官发育,如妊马雌酮 0.625 mg/d,戊酸雌二醇 1 mg/d,17β-雌二醇 1 mg/d,使用过程中定期检测子宫内膜厚度,当子宫内膜厚度超过 6 mm时,开始定期加用孕激素,造成撤退性出血——人工月经。对于继发性闭经的患者,如果闭经时间过长,子宫萎缩且对激素治疗反应不良的情况下,可以先单纯应用雌激素促进子宫生长,刺激子宫内膜的受体表达和对激素的反应,当持续应用到内膜厚度超过 6 mm 时,可以加用孕激素 10～14 天,停药撤退性出血之后便可以进入周期性雌、孕激素补充治疗。

(3)雌激素补充治疗:当患者雌激素水平低下,而子宫缺如或子宫因手术切除时,可单纯应用雌激素进行激素替代治疗,如妊马雌酮 0.300～0.625 mg/d,戊酸雌二醇 0.5～2 mg/d,17β-雌二醇 0.5～2 mg/d 等,无须加用孕激素。

2.雌、孕激素联合治疗

雌、孕激素分为周期序贯治疗和周期联合治疗。周期序贯是模拟生殖周期的雌、孕激素分泌模式,前半周期单纯应用雌激素,后半周期雌、孕激素联合应用,比如妊马雌酮 0.625～1.25 mg/d,或戊酸雌二醇 1～2 mg/d,或 17β-雌二醇 1～2 mg/d 从出血第 5 天开始应用,连续应用 21～28 天,最后 10～14 天加用孕激素，如醋酸甲羟孕酮8～10 mg/d，或黄体酮胶囊200～300 mg/d，或地屈孕酮10～20 mg/d。对于先天性性腺发育不良、卵巢早衰、下丘脑性闭经等缺乏自身分泌雌、孕激素能力的患者，建议持续进行雌、孕激素治疗直至妇女的平均绝经年龄，以维持女性性征、生殖系统功能、全身健康等需要。

3.单纯应用孕激素

对于有一定雌激素水平的Ⅰ度闭经患者，可以应用孕激素后半周期治疗，避免长期雌激素刺激而缺乏孕激素抵抗造成子宫内膜过度增生。用药方法：醋酸甲羟孕酮8～10 mg/d，或地屈孕酮10～20 mg/d，或黄体酮胶囊200～300 mg/d，从出血第14～16天开始，连续应用10～14天。

(三)促孕治疗

对于有生育要求的妇女，有些闭经患者在进行数个周期的激素治疗后，排卵恢复，可自然孕育；但有些患者无法恢复自发排卵，要在周期治疗诱导生殖器官发育正常后，进行促排卵治疗。

1.小剂量雌激素

对于卵巢功能不全的患者，卵巢内尚有少量残余卵泡，对氯米芬或尿促性素都不敏感，可以用小剂量雌激素期待治疗，如妊马雌酮0.625 mg/d，或戊酸雌二醇1 mg/d，或17β-雌二醇1 mg/d，定期监测卵泡生长情况，当卵泡成熟时可用HCG 5 000～10 000 IU促排卵。

2.氯米芬及来曲唑

氯米芬及来曲唑适用于有一定雌激素水平的闭经妇女。从撤退性出血第3～5天开始，给予氯米芬50～150 mg/d，或来曲唑2.5～5 mg/d，连续5天，从最低剂量开始试用，若无效，下一周期可逐步增加剂量。使用促排卵药物过程中要严密监测卵巢大小和卵泡生长情况。

3.尿促性素

尿促性素适用于中枢性闭经，包括下丘脑性闭经和垂体性闭经。一般用药自撤退性出血3～5天开始，每天75 IU，连续7天，若无反应可逐渐增加剂量，每次增加37.5～75 IU，用药期间应利用B超、宫颈评分、雌激素水平监测卵泡发育情况，随时调整剂量。当宫颈评分＞8，优势卵泡＞18 mm时，可以注射HCG促排卵，HCG的注射剂量要根据卵泡的数量和卵巢的大小决定，以防引起卵巢过激反应。

4.FSH

每支含纯化的FSH 75 IU，该制剂主要适用于LH不低的患者，如多囊卵巢综合征患者，使用方法同尿促性素，在撤退性出血3～5天开始使用，每天75 IU，连续7天，之后通过定期监测卵泡发育情况调整用药量，直至卵泡成熟，停止应用FSH。

5.HCG

促卵泡治疗过程中观察到卵泡直径>18 mm，或宫颈评分连续2天>8分时，可以注射HCG 2 000～10 000 IU/d，诱使卵泡排出。HCG的使用量要根据成熟卵泡的数量、卵巢的大小慎重选用，避免剂量使用不当造成卵巢过度刺激。

(四)对因治疗

引起闭经的原因很多，因此治疗闭经要结合其病因，针对发病原因进行对症治疗。

1.子宫及下生殖道性闭经

(1)下生殖道性闭经：处女膜闭锁可手术切开处女膜，有经血者进行引流，并用抗生素预防感染；小阴唇粘连者一经确诊应立即行钝性分离术，术后抗感染、局部应用雌激素预防术后再次粘连；阴道闭锁和阴道完全横隔需手术打通阴道者，术后适当应用阴道模具避免组织粘连；阴道不全横隔可在分娩时予以切开；先天性无阴道无子宫者，可在婚前3～6个月进行阴道成形术，术后放置模具。

(2)宫腔粘连：宫腔粘连的处理要根据粘连的部位、面积、程度、有无生育要求决定是否处理，治疗的目的是恢复宫腔形态、保存生育功能并预防复发。宫腔完全粘连或虽部分粘连但不影响经血外流者，若患者无生育要求，无须处理；如有生育要求，宫腔部分粘连或宫颈粘连影响经血流出且有周期性腹痛者，应分解粘连。方法：用宫腔探针或宫颈扩张器分离粘连，或在宫腔镜直视下分离粘连，应用宫腔镜既可探查粘连程度，又能在指示下进行粘连的分离，其效果明显优于宫腔探针及宫颈扩张器。以往粘连分离后建议放置宫内节育器预防粘连；目前采用的防粘连方法有应用雌、孕激素序贯治疗支持内膜的修复和生长；粘连分离后球囊的放置等。但对于严重的内膜损伤，恢复功能仍然是个难题，干细胞治疗、细胞因子治疗等尚在探索中。

2.卵巢性闭经

不论是先天性卵巢发育不良，或是后天因素导致卵巢功能衰退、卵泡耗竭，均表现为促性腺激素增高，雌、孕激素水平低下。

(1)原发性卵巢性闭经：这类患者第二性征发育不良或不发育，因此，在骨龄达到13岁时应用小剂量雌激素促进生长和第二性征发育，当子宫内膜发育到一定程度时，开始使用雌、孕激素联合治疗诱发月经。该类患者由于卵巢内缺乏生殖细胞和卵泡，因此，极少能孕育自己的孩子，如子宫发育正常，通过雌、孕激素刺激子宫发育成熟，婚后可以借助他人供卵的试管婴儿完成生育要求。

(2)继发性卵巢性闭经：这类闭经引起的原因复杂、机制不详，无法针对病因进行治疗。对于无生育要求者，应进行雌、孕激素联合替代治疗，以维持月经，避免生殖器官萎缩，预防骨质疏松等疾病，建议持续用药至少到平均绝经年龄。对于有生育要求而卵巢内又有残存卵泡者，雌、孕激素序贯治疗数周期后，有部分患者可恢复排卵而受孕。研究表明早发性卵巢功能不全患者闭经1～5年，自然排卵的机会为5%～10%，有一定机会受孕，但受孕机会与闭经时间的长短成反比，所以该类患者虽然受孕机会极小，但生育计划越早，希望越大；若不能自发恢复排卵，可试用促排卵治疗，但这类患者的卵巢对促排卵药物的敏感性差，促排卵的成功率较小。所以，如果患者卵巢内的卵泡储备耗竭，这类患者最终的助孕手段是供卵试管婴儿。

3.垂体性闭经

多为器质性原因引起的闭经，如垂体瘤、空蝶鞍综合征、席汉综合征，要针对病因治疗。

(1)垂体瘤：垂体瘤种类很多，各具不同的分泌功能，因此除了瘤体增大时的神经压迫症状外，对健康产生的影响依据其分泌的激素而不同。一般而言，垂体瘤通过手术切除可以根治，但近年来的研究和医学发展使垂体瘤的药物治疗成为可能。垂体催乳素瘤是引起闭经的主要原因之一，该病可以手术治疗，如开颅手术、经蝶鞍垂体瘤切除术等，但垂体催乳素瘤手术常常造成肿瘤切除不全或正常垂体组织损伤，近年来药物治疗获得了巨大的进展，逐渐替代手术成为首选治疗方法。目前垂体催乳素瘤的首选治疗药物是溴隐亭，为多巴胺受体激动剂，每片2.5 mg，可从1.25 mg开始给药，2次/天，餐时或餐后给药，3天无不适可逐渐加量，最大剂量为10 mg/d。该药的主要不良反应是胃肠道刺激症状，如不能适应，也可改用阴道给药，资料报道与口服生物利用度相似。另外，还有长效溴隐亭，每28天注射1次，1次50～100 mg，最大剂量为200 mg，不良反应小，疗效好，可用于对口服溴隐亭不能耐受的患者。卡麦角林是多巴胺受体激动剂，其特点是强力、长效并有选择性，与D_2受体有高度亲和力，适用于对溴隐亭无效果或者服用溴隐亭后不适症状较大的患者，有50%以上对溴隐亭不敏感的患者对卡麦角林敏感。推荐的起始剂量为每周0.5 mg，分1～2次服用，根据催乳素水平用药，治疗剂量通常为每周1 mg。据报道，该药长期应用有导致心脏瓣膜反流的风险。由于催乳素降为正常后可以立即恢复自发排卵，因此对于已婚妇女，如不避孕可能很快怀孕,但建议如果是垂体瘤患者,最好是催乳素控制正常 1 年后怀孕。尽管目前尚无任何资料证明溴隐亭对胚胎有害,但慎重起见,推荐妊娠期,特别是 3 个月以内停用溴隐亭。妊娠过程中定期观察患者视野变化,如有头痛、视力下降、视野变化等症状,提示可能有催乳素瘤复发或加重,可立即使用溴隐亭,能迅速控制症状,2 周控制不住可以进行手术治疗。

(2)席汉综合征:由于席汉综合征通常造成垂体分泌促性腺激素、促甲状腺激素、促肾上腺素功能的损伤,因此根据患者的具体情况,需进行雌、孕激素及甲状腺素、肾上腺皮质激素的补充替代治疗。雌、孕激素采用序贯治疗;肾上腺皮质激素采用泼尼松 5～10 mg/d 或醋酸可的松25 mg/d,晨服 2/3,下午服 1/3;甲状腺素片 30～60 mg/d。该病如果没有子宫和输卵管的损伤,如有生育要求,轻者可用氯米芬促排卵,重者可以用尿促性素/HCG 促排卵治疗,排卵后建议使用黄体酮维持黄体功能。

4.中枢性闭经

中枢性闭经的病因多为精神心理、应激相关因素,因此针对诱因进行治疗十分重要;部分为先天性下丘脑神经元发育异常导致,主要是进行激素替代治疗,有生育要求者进行促排卵助孕。

(1)Kallmann 综合征:由于这种先天性的中枢异常无法纠正,因此,需用激素替代方法补充治疗及诱导月经来潮。而卵巢本身并无异常,只是缺乏促性腺激素的刺激使其功能处于静止状态,给予外源性促性腺激素可以诱导卵巢内卵泡的发育和成熟。因此,该病的治疗分 2 个阶段,首先是激素替代治疗,用小剂量雌激素治疗促进第二性征的发育和生殖器官的发育,当生殖器官发育到一定阶段时,单纯雌激素治疗改为雌、孕激素联合治疗诱导月经来潮;当患者结婚有生育要求时,可用尿促性素和 HCG 诱导排卵,或用促性腺激素释放激素脉冲法诱导排卵,后者由于操作困难使用较少。另一种治疗方法是促性腺激素释放激素泵,通过定期释放促性腺激素释放激素刺激垂体分泌 FSH 和 LH,从而调节卵巢内卵泡的发育、成熟和排卵及性激素的分泌,因需持续携带,其不良反应是局部感染,并影响患者运动及社交、心理等,且价格较高。

(2)特发性低促性腺激素性性腺功能低下:治疗同 Kallmann 综合征,用激素替代方法补充治疗及诱导月经来潮,有生育要求时,给予外源性促性腺激素诱导卵巢内卵泡的发育成熟和排卵。

(3)继发性低促性腺激素性性腺功能低下:用雌、孕激素周期性治疗诱导月经来潮,连续 3～6 个月为1 个疗程,并配合相应的生活方式、饮食、情绪心理等调整。如果停药后不能恢复自然月经，可继续雌、孕激素治疗。

5.其他原因性闭经

由于甲状腺功能亢进或减退、肾上腺皮质功能亢进或低下、糖尿病等因素引起的闭经，要积极治疗原发疾病。

第二节　原发性痛经

痛经是指伴随着月经的疼痛，疼痛可以出现在行经前后或经期，规律性发作，主要集中在下腹部，常呈痉挛性，通常还伴有其他症状，包括腰腿痛、头痛、头晕、乏力、恶心、呕吐、腹泻、腹胀等，是导致盆腔慢性痛的常见原因，常影响情绪、工作、社交和生活质量，甚至导致活动受限。痛经是育龄期妇女常见的疾病，发生率很高，文献报道为16.8％～81％，每个人的疼痛阈值差异及临床上缺乏客观的评价指标使得人们对确切的发病率难以评估。我国1980年全国抽样调查结果表明：痛经发生率为33.19％，其中原发性痛经占36.06％，其余为继发性痛经。不同年龄段痛经发生率不同，初潮时发生率较低，随后逐渐升高，16～18岁达顶峰，30～35岁时下降，生育期稳定在40％左右，以后更低，50岁时为20％左右。

痛经分为原发性和继发性两种。原发性痛经是指不伴有其他明显盆腔疾病的单纯性功能性痛经。通常发生在青春期，初潮开始或初潮后6～24个月内发生。原发性痛经通常有明确的发生时间，一般发生在月经开始前或月经开始时，持续8～72小时，第一天或第二天最严重，可向背部或大腿放射，有时伴有恶心、呕吐、腹泻、疲倦等症状。由于诊断标准的缺乏及很多人把经期疼痛和不适看作生理反应而不就诊治疗，所以原发性闭经的发生率大大被低估。青春期女性发生原发性闭经的比例为16％～93％，其中2％～29％的女性有严重痛经。原发性闭经的发生率在不同研究中差异很大，但其高发病率提示这是一个很大的社会问题。青春期和年轻的成年女性的痛经大多数是原发性痛经，是功能性的，与正常排卵有关，不伴有盆腔疾病；但有部分痛经可能是先天子宫发育异常所致，还有部分痛经患者可能会随着时间的推移逐渐查出有盆腔疾病，如子宫内膜异位症。

一、病因和病理生理

原发性痛经的发病原因尚不清楚，研究表明，初潮过早、抽烟、饮酒、月经量大、体质指数过高、从未生育、家族史、年龄是原发性痛经的风险因素,随着年龄的增长和生育,有些人的痛经会消失或减弱。

(一)局部因素

研究发现原发性痛经发作时有子宫收缩(简称宫缩)的异常,而造成收缩异常的原因有局部前列腺素、白三烯类物质、血管升压素、缩宫素的增高等。

1.前列腺素的合成和释放过多

前列腺素合成过多是目前被广泛认可的导致原发性痛经的原因。子宫内膜是合成前列腺素的主要场所,子宫合成和释放前列腺素过多可能是导致痛经的主要原因。前列腺素的增多不仅可以刺激子宫肌肉过度收缩,导致子宫缺血,而且使神经末梢对痛觉刺激敏感化,使痛觉阈值降低。前列腺素来源于长链多不饱和脂肪酸,比如花生四烯酸,花生四烯酸是磷脂酶 A_2 催化磷脂产生的。前列腺素的合成受肾上腺素、多肽激素、类固醇激素等分子调节,也受机械刺激和组织外伤的影响。溶酶体的活性受多种因素调节,其中之一是孕激素水平,孕激素水平越高,溶酶体越稳定。低孕激素水平导致溶酶体不稳定,因此在黄体晚期随着黄体的萎缩,孕激素水平下降,溶酶体激活释放磷脂酶 A_2,从而导致花生四烯酸合成增多和前列腺素的合成增多。所有女性黄体期循环中前列腺素水平比卵泡期高,而且痛经女性的前列腺素水平高于无痛经的女性,前列腺素的水平在月经的前 24 小时达到高峰,受孕激素影响的子宫内膜合成前列腺素的量更多,因此,人们认为排卵周期痛经更为严重。

2.宫缩异常

伴随着前列腺素水平的增高,痛经患者还表现出月经期的异常宫缩。正常月经期子宫的基础张力<1.3 kPa,宫缩时可达 16.0 kPa,收缩频率为 3~4 次/分。痛经时宫腔的基础压力提高,收缩频率增高且不协调。多普勒超声提示痛经患者经期子宫呈现过度收缩、血流量减少,可能由此导致子宫缺血和痛经。

3.血管紧张素和缩宫素过高

原发性痛经患者体内的血管紧张素增高,血管紧张素可以引起子宫肌层和血管的平滑肌收缩加强,因此,被认为是引起痛经的重要因素。缩宫素是引起痛经的另一原因,临床上应用缩宫素受体拮抗剂可以缓解痛经。

4.其他

除了存在与经期相关的变化外,原发性痛经患者在整个月经周期存在促炎症因子和抗感染因子的平衡失调,对比无痛经女性,原发性痛经患者的抗炎症因子水平下降,促炎症因子水平升高,这提示痛经患者存在不同的炎症反应过程。

还有研究发现原发性痛经患者黄体期的催乳素水平增高。

(二)中枢因素

研究表明,有痛经的患者存在痛觉中枢敏感化,表现为持续的痛觉过敏和疼痛阈值降低。与无痛经的女性相比,痛经患者的疼痛敏感性高,特别是深部肌肉痛,疼痛的阈值低。不考虑月经周期的影响,对有痛经和无痛经的女性进行不同的疼痛刺激,发现痛经患者对热刺激、缺血刺激、压力刺激和电刺激的反应更敏感。

二、临床表现

原发性痛经主要发生于年轻女性,初潮或初潮后数月开始,疼痛发生在月经来潮前或来潮后,在月经期的48～72小时持续存在,疼痛呈痉挛性,集中在下腹部,有时伴有腰痛,严重时伴有恶心、呕吐、面色苍白、出冷汗等,影响日常生活和工作。

三、诊断与鉴别诊断

诊断原发性痛经,首先要排除器质性盆腔疾病的存在。全面采集病史,进行全面的体格检查,必要时结合辅助检查,如B超、腹腔镜、宫腔镜、子宫输卵管碘油造影等,排除子宫器质性疾病。鉴别诊断主要排除子宫内膜异位症、子宫腺肌病、盆腔炎等疾病,还要与继发性痛经、慢性盆腔痛相区别。

四、治疗

(一)一般治疗

痛经患者,尤其是青春期少女,必须进行有关月经的生理知识教育,消除其对月经的心理恐惧。痛经时可卧床休息,热敷下腹部,还可服用非特异性的止痛药。研究表明,对痛经患者施行精神心理干预,可以有效减轻相关症状。

(二)药物治疗

1.前列腺素合成酶抑制剂

基于前列腺素是导致痛经的主要分子基础这一理论,治疗痛经的首选药物为前列腺素合成酶抑制剂——非甾体抗炎药,其作用机制是通过阻断环氧化酶通路,抑制前列腺素合成,使子宫张力和收缩力下降,达到止痛的效果。有效率为60%～100%,服用方法简单,不良反应小,还可以缓解其他相关症状,如恶心、呕吐、头痛、腹泻等。用法:一般于月经来潮、痛经出现前开始服用,连续服用2～3天,这是因为前列腺素在月经来潮的最初48小时释放最多,连续服药的目的是减少前列腺素的合成和释放。因此疼痛时间段给药效果不佳,难以控制疼痛。然而,有15%左右的患者对非甾体抗炎药不敏感或耐受,这些患者可以选择复方短效避孕药作为二线药物。

布洛芬和酮洛芬的血药浓度30～60分钟达到峰值,起效很快。吲哚美辛等对胃肠道刺激较大,容易引起消化道大出血,不建议作为治疗痛经的一线药物,必要时可以用栓剂,并肛门给药。

2.避孕药具

短效口服避孕药和左炔诺孕酮宫内缓释节育系统适用于需要采用避孕措施的痛经患者,可以有效地治疗原发性痛经。口服避孕药可以使50%的患者疼痛完全缓解,40%的患者疼痛明显减轻。左炔诺孕酮宫内缓释节育系统对痛经的缓解有效率高达90%左右。避孕药的主要作用是抑制子宫内膜生长、抑制排卵、降低前列腺素和血管升压素的水平。各类雌、孕激素的复合避孕药均可以减少痛经的发生,它们减轻痛经的程度无显著差异。

3.物理治疗

经皮电神经刺激可以改变身体对疼痛信号的接受能力;硝酸甘油皮贴抑制宫缩;中医针灸止痛等。

4.中药治疗

中医认为痛经是由于气血运行不畅引起,因此一般以通调气血为主,治疗原发性痛经一般用当归、川芎、茯苓、白术、泽泻等组成的当归芍药散,效果明显。

(三)手术治疗

以往对原发性痛经药物治疗无效的顽固性病例,可以采用骶前神经节切除术,效果良好,但有一定的并发症。近年来主要用子宫神经部分切除术。无生育要求者,可进行子宫切除术。

第三节 异常子宫出血

异常子宫出血是青春期和育龄期女性常见的妇科疾病,给患者健康及生活造成严重的不良影响。排卵障碍性异常子宫出血是无排卵、稀发排卵和黄体功能不足引起的异常子宫出血,多与下丘脑-垂体-卵巢轴功能异常有关。本节将主要介绍无排卵和黄体功能不足引起的异常子宫出血。

一、无排卵性异常子宫出血

(一)发病机制

从青春期到绝经前,女性均可发生排卵障碍,但它们的发病机制各不相同。年轻女性不排卵的原因是下丘脑-垂体-卵巢轴功能障碍,雌激素正反馈机制未建立或存在缺陷。围绝经期女性不排卵的原因是卵巢储备功能下降,雌激素正反馈可能正常;由于卵巢对促性腺激素不敏感,卵泡发育不良,卵泡分泌的雌激素达不到诱发正反馈的阈值水平。

在一个正常的排卵性周期中,卵巢内依次出现卵泡生长发育、排卵、黄体生长和黄体溶解,排卵前卵巢只分泌雌激素,排卵后卵巢同时分泌雌激素和孕激素。黄体晚期黄体溶解,女性体内的雌激素和孕激素撤退,水平下降。在卵巢雌、孕激素的序贯作用下,子宫内膜依次出现增殖变厚、分泌反应、子宫内膜脱落和修复。在排卵性月经周期中,月经周期、月经期和月经量相对稳定,可预测。

无排卵时卵巢只分泌雌激素,不分泌孕激素。在无孕激素对抗的雌激素长期作用下,子宫内膜增殖变厚。当雌激素水平急速下降时,大量子宫内膜脱落,子宫出血很多,这种情况称为雌激素撤退性出血。在雌激素水平下降幅度小时,脱落的子宫内膜量少,子宫出血也少,这种出血称为雌激素突破性出血。另外,当增殖变厚的内膜需要更多的雌激素而卵巢分泌的雌激素却未增加时也会出现子宫出血,这种出血也属于雌激素突破性出血。

由于没有孕激素的作用,无排卵时的子宫内膜脱落和修复变得不规律、不可预测,临床上表现为月经周期不固定、出血时间长度不等、出血量多少不定。雌激素水平升高时,子宫内膜增殖并覆盖创面,出血停止。孕激素可以使增殖的内膜发生分泌反应,子宫内膜间质呈蜕膜样改变,这是孕激素止血的机制。

(二)临床表现

临床上主要表现为月经失调,即月经周期、经期和月经量的异常变化。

1.症状

无排卵多见于青春期及围绝经期妇女,临床上表现为月经周期紊乱,经期长短不一,出血量时多时少。出血少时患者可以没有任何自觉症状,出血多时会出现头晕、乏力、心悸等贫血症状。

2.体征

体征与出血量多少有关,大量出血导致继发性贫血时,患者皮肤、黏膜苍白,心率加快;少量出血无上述体征。妇科检查无异常发现。

(三)辅助检查

1.基础体温测定

基础体温单相提示无排卵。

2.激素测定

激素测定包括生殖功能、甲状腺功能及肾上腺皮质功能等有关激素的测定。

3.影像学检查

最常用的影像学检查是超声检查,在评估脑垂体时,可能需要进行CT和MRI检查。

(四)诊断和鉴别诊断

1.诊断

根据病史、临床表现和辅助检查,无排卵性异常子宫出血不难诊断。由于异常子宫出血可以由单个或多个病因引起,因此在诊断无排卵性异常子宫出血时,还要注意鉴别其他类型的异常子宫出血。病史对排除其他系统疾病具有重要意义。对有性生活史者,应做妊娠试验,以排除妊娠相关疾病;对子宫内膜病变高危人群,需要刮宫排除子宫内膜病变。超声检查在异常子宫出血的诊断中具有重要意义,如果超声发现有引起异常出血的器质性子宫病变,则可排除排卵障碍性异常子宫出血。另外,超声检查对治疗也有指导意义。如果超声提示子宫内膜厚,那么孕激素止血的效果可能较好;如果内膜薄,雌激素治疗的效果可能较好。

2.鉴别诊断

排卵障碍性异常子宫出血须与各种子宫器质性疾病引起的异常子宫出血相鉴别。在排卵障碍性异常子宫出血诊断建立后,还需要完善各项内分泌检查、影像学检查以确定导致排卵障碍的基础病因。

(五)处理

根据具体病因选择合适的治疗方案,尽量做到对因治疗,例如高雄激素血症者首选抗高雄激素治疗,年轻高催乳素血症者首选多巴胺受体激动剂治疗等。但大多数排卵障碍性异常子宫出血患者无法做到对因治疗,只能对症处理。急性出血时以止血为首要治疗,出血停止后应选择适当的孕激素或以孕激素为主的治疗方案调整周期,减少远期并发症的发生;有生育要求者选择促排卵治疗。

1.急性出血的治疗

止血的方法包括激素止血和手术止血。激素止血治疗的方案有多种,应根据具体情况,如患者年龄、诊断、既往治疗的效果、出血时间、出血量等来决定激素的种类和剂量。在开始激素治疗前必须明确诊断，需要强调的是除青春期患者外，其他患者尤其是绝经前妇女更是如此。刮宫术和分段刮宫术既可以刮净子宫内膜，刺激宫缩、迅速止血，又可进行病理检查以了解有无内膜病变。

(1)雌激素止血：雌激素止血的机制是使子宫内膜继续增生，覆盖子宫内膜脱落后的创面，起到修复作用。另外雌激素还可以升高纤维蛋白原水平，增加凝血因子，促进血小板凝集，使毛细血管通透性降低，从而起到止血作用。雌激素止血适用于内膜较薄的大出血患者。

己烯雌酚：开始用量为1次1～2 mg，每8小时1次，止血3天后开始减量，每3天减1次，每次减量不超过原剂量的1/3。维持量为0.5～1 mg/d。止血后维持治疗20天左右，在停药前5～10天加用孕激素，如醋酸甲羟孕酮片10 mg/d。停用己烯雌酚和醋酸甲羟孕酮片3～7天会出现撤药性出血。由于己烯雌酚胃肠道反应大，许多患者无法耐受，因此现在多改用戊酸雌二醇片。

戊酸雌二醇：片剂，每片2 mg。出血多时1次口服2～6 mg，每6～8小时1次。止血3天后开始减量，维持量为2 mg/d。具体用法同己烯雌酚。

苯甲酸雌二醇：针剂，每支2 mg。出血多时每次注射1支，每6～8小时肌内注射1次。止血3天后开始减量，具体用法同己烯雌酚，减至2 mg/d时，可改口服戊酸雌二醇。由于肌内注射不方便，因此目前很少使用苯甲酸雌二醇止血。

在使用雌激素止血时，停用雌激素前一定要加孕激素。如果不加孕激素，停用雌激素就相当于人为地造成了雌激素撤退性出血。围绝经期妇女是子宫内膜病变的高危人群，因此在排除子宫内膜病变之前，应慎用雌激素止血。子宫内膜比较厚时，需要的雌激素量较大，使用孕激素或复方口服避孕药治疗可能更好。

(2)孕激素止血：孕激素的作用机制主要是转化内膜，其次是抗雌激素。临床上根据病情，采用不同方法进行止血。孕激素止血既可以用于年轻女性患者的治疗，也可以用于围绝经期患者的治疗。少量出血和中量出血时多选用孕激素；大量出血时既可以选择雌激素，也可以选择孕激素，他们的疗效相当。一般内膜较厚时，多选用孕激素；内膜较薄时，多选用雌激素。

临床上常用的孕激素有醋酸炔诺酮、醋酸甲羟孕酮、醋酸甲地孕酮和黄体酮，止血效果最好的是醋酸炔诺酮，其次是醋酸甲羟孕酮和醋酸甲地孕酮，最差的是黄体酮，因此大出血时不选用黄体酮。

少量子宫出血时的止血：孕激素使增生期子宫内膜发生分泌反应后，子宫内膜可以完全脱落。通常用药后阴道流血减少或停止，停药后产生撤药性阴道流血，7～10天出血自行停止。该法称为药物性刮宫，适用于少量长期子宫出血者。方法:黄体酮针 10 mg/d,连用 5 天;或用醋酸甲羟孕酮片 10～12 mg/d,连用 7～10 天;或醋酸甲地孕酮片 5 mg/d,连用 7～10 天。

中多量子宫出血时的止血:①醋酸炔诺酮片为 19-去甲基睾酮衍生物,止血效果较好,临床上常用。每片剂量为 0.625 mg,每次服 5 mg,每 6～12 小时 1 次(大出血时每 6～8 小时 1 次,中量出血时每 12 小时 1 次)。阴道流血多在半天内减少,3 天内止血。止血 3 天后开始减量,每3 天减 1 次,每次减量不超过原剂量的 1/3,维持量为 5 mg/d,止血 20 天左右停药。如果出血很多,开始时 1 次 5～10 mg,每 3 小时 1 次,用药 2～3 次时改为 8 小时 1 次。治疗时应叮嘱患者按时、按量用药,并告知停药后会有撤药性出血。用药期间注意肝功能。②醋酸甲地孕酮片为孕酮类衍生物,每片 1 mg,中多量出血时每次口服 10 mg,每 6～12 小时1 次,止血后逐渐减量,减量原则同上。与醋酸炔诺酮片相比,醋酸甲地孕酮片的止血效果差,但对肝功能的影响小。③醋酸甲羟孕酮片为孕酮衍生物,对子宫内膜的止血作用不如醋酸炔诺酮片,但对肝功能影响小。中多量出血时每次口服 10～12 mg,每 6～12 小时 1 次,止血后逐渐减量,递减原则同上,维持量为10～12 mg/d。

(3)复方口服避孕药:复方口服避孕药是以孕激素为主的雌、孕激素联合方案。大出血时每次服复方口服避孕药 1～2 片,每 8～12 小时 1 次。止血 2～3 天开始减量,每 2～3 天减 1 次,每次减量不超过原剂量的 1/3,维持量为 1～2 片/天。大出血时国外最常用的是复方口服避孕药,24 小时内多数出血会停止。

(4)激素止血时停药时机的选择:一般在出血停止 20 天左右停药,主要根据患者的一般情况决定停药时机。如果患者一般情况好、恢复快,就可以提前停药,停药后 2～5 天,会出现撤药性出血。如果出血停止 20 天后,贫血还没有得到很好地纠正,可以适当延长使用激素的时间,以便患者得到更好地恢复。

(5)其他药物治疗雄激素:雄激素既不能使子宫内膜增生,也不能使增生的内膜发生分泌反应,因此它不能止血。虽然如此,但雄激素可以减少出血量。雄激素不可单独用于无排卵性功能失调性子宫出血的治疗,它需要与雌激素和/或孕激素联合使用。临床上常用丙酸睾酮,每支25 mg,在出血量多时每天 25～50 mg肌内注射,连用 2～3 天,出血明显减少时停止使用。注意为防止发生男性化和肝功能损害,每月总量不宜超过 300 mg。

其他止血药如巴曲酶、6-氨基己酸、氨甲苯酸、氨甲环酸和非甾体抗炎药等。由于这些药不能改变子宫内膜的结构,只能减少出血量,所以不能从根本上止血。大出血时静脉注射巴曲酶1 KU后的 30 分钟内，阴道出血会显著减少。因此巴曲酶适用于激素止血的辅助治疗。6-氨基己酸、氨甲苯酸和氨甲环酸属于抗纤维蛋白溶解药，它们也可减少出血。

大出血时，为迅速减少出血，可同时使用雌激素和孕激素（如复方口服避孕药）、雄激素、巴曲酶和抗纤维蛋白溶解药。出血明显减少或停止时，停止使用一般止血药，仅用激素维持治疗。

（6）手术治疗：①刮宫术。围绝经期女性首选刮宫术，一方面可以止血，另一方面可用于明确有无子宫内膜病变。怀疑有子宫内膜病变的妇女也应做诊断性刮宫。少数青春期患者药物止血效果不佳时，也需要刮宫。止血时要求刮净，刮不干净就起不到止血的作用。刮宫后 7 天左右，一些患者会有阴道流血，出血不多时可使用抗纤维蛋白溶解药，出血多时使用雌激素治疗。由于刮宫不彻底造成的出血，建议使用复方口服避孕药治疗，或者选择再次刮宫。②子宫内膜去除术。目前有多种去除子宫内膜的方法，但均不作为一线治疗。理论上讲，单一的子宫内膜去除术不能避免子宫内膜病变的发生。

2.调整周期

对排卵障碍性异常子宫出血患者来说，止血只是治疗的第一步，几乎所有的患者都需要调整周期。年轻女性发生不排卵的根本原因是下丘脑-垂体-卵巢轴功能紊乱，雌激素正反馈机制存在缺陷。雌激素正反馈机制受精神、营养等因素影响，容易受到干扰，部分患者可能在整个青春期和育龄期都存在排卵障碍。因此，年轻的排卵障碍性异常子宫出血患者需定期随访。

围绝经期排卵障碍性异常子宫出血发生的原因是卵巢功能衰退，随着年龄的增加，卵巢功能只能越来越差。因此，理论上讲，围绝经期排卵障碍性异常子宫出血患者不可能恢复正常，这些患者需要长期随访、调整周期，直到绝经。

目前常用的调整周期方法如下。

（1）序贯治疗：适用于青春期和生育期妇女。月经周期（或撤退性出血）的第 3～5 天开始服用雌激素（戊酸雌二醇片 1～2 mg/d 或炔雌醇片 0.05 mg/d），连用 22 天，在服药的最后 7～10 天加用孕激素（醋酸甲羟孕酮片 10 mg/d 或黄体酮针 10 mg/d 或，醋酸甲地孕酮片 5 mg/d）。停药 3～7 天会出现撤药性出血。

（2）联合治疗：适用于雌激素水平偏高或子宫内膜较厚者。可服用短效口服避孕药，如复方去氧孕烯片、复方孕二烯酮片、复方炔诺酮片、复方甲地孕酮片和炔雌醇环丙孕酮片等。此类复合制剂含有雌、孕激素，长期使用使子宫内膜变薄，撤退性出血减少。月经周期（撤退出流血）的第 3～5 天开始服用，连用

21 天。有高雄激素血症的患者也选择雌、孕激素联合治疗,因为雌、孕激素联合使用可抑制卵巢雄激素的合成。疗效最好的是炔雌醇环丙孕酮片。

(3)孕激素治疗:适用于各个年龄段的妇女,但多用于围绝经期妇女。传统的孕激素治疗称为孕激素后半周期治疗,从月经周期的第 14 天开始,每天口服醋酸甲羟孕酮片 10 mg,连用10 天左右。有学者认为孕激素后半周期治疗太死板,无法满足不同患者的需要,不符合个体化用药的原则。对大多数患者来说,每 1～2 个月来 1 次月经就可以避免发生大出血和子宫内膜病变。用法:从月经周期的第 14～40 天开始,每天口服醋酸甲羟孕酮片 10 mg,连用 10 天左右。对青春期和生育年龄的女性来说,一般使用3～6 个周期停药观察。如果月经还不正常,需要继续随访治疗。围绝经期妇女应一直随访治疗到绝经。

(4)左炔诺孕酮宫内缓释系统:该系统内含有左炔诺孕酮,开始时每天释放左炔诺孕酮20 μg,使用超过 5 年平均每天释放左炔诺孕酮 15 μg。该系统可以有效减少子宫出血量,降低子宫内膜病变的发生率,目前认为适用于各个年龄段的有性生活史,但没有生育要求的排卵障碍性异常子宫出血的患者。

3.促卵泡发育和诱发排卵

仅适用于有生育要求的妇女,不主张用于青春期女性,不可用于围绝经期妇女。氯米芬是经典促排卵药,月经周期(或撤药性出血)的第 3～5 天给予 50～150 mg/d,连用5 天。其他药物还有 HCG 和尿促性素,在卵泡发育成熟时肌内注射 HCG 10 000～10 000 U 诱发排卵;尿促性素1 支含有 FSH 和 LH 各 75 U,可与氯米芬联合使用,也可单独使用。

二、黄体功能不足

排卵后,在黄体分泌的孕激素的作用下子宫内膜发生分泌反应。在整个黄体期,子宫内膜的组织学形态(子宫内膜分泌反应)是持续变化的;分泌期时相不同,子宫内膜组织学形态也不同。若排卵后子宫内膜组织学变化比黄体发育晚 2 天以上,则称为黄体功能不足或黄体期缺陷。导致黄体功能不足的原因有两个:黄体内分泌功能不足和子宫内膜对孕激素的反应性下降,前者是名副其实的黄体功能不足,后者实质上为孕激素抵抗。

(一)发病机制

1.卵泡发育不良

黄体是由卵泡排卵后演化而来的,卵泡的颗粒细胞演变成黄体颗粒细胞,卵泡膜细胞演变成黄体卵泡膜细胞。当促性腺激素分泌失调或卵泡对促性腺激素的敏感性下降时,卵泡发育不良,颗粒细胞的数量和质量下降。由发育不良的卵泡生成的黄体质量差，其分泌孕激素的能力下降。

2.黄体功能不良

黄体的形成和维持与LH有关。当LH峰和黄体期LH分泌减少时，会发生黄体功能不足。另外，如前所述，即使LH峰和LH分泌正常，如果卵泡发育不良，也会出现黄体功能不足。黄体功能不足体现在2个方面：①黄体内分泌功能低下，分泌的孕酮减少；②黄体生存时间缩短，正常的黄体生存时间为12～16天，黄体功能不足时≤11天。

3.子宫内膜分泌反应不良

黄体功能不足时孕激素分泌减少，子宫内膜分泌反应不良，子宫内膜形态学变化比应有的组织学变化落后2天以上。子宫内膜存在孕激素抵抗时，虽然孕激素水平正常，但由于子宫内膜对孕激素的反应性下降，因此也将出现子宫内膜分泌反应不良。

(二)临床表现

黄体功能不足属于亚临床疾病，其对患者的健康危害不大。患者往往因为不孕来就诊。

1.月经紊乱

由于黄体生存期缩短，黄体期缩短，表现为月经周期缩短、月经频发。如果卵泡期延长，月经周期也可在正常范围内。

2.不孕或流产

由于黄体功能不足，患者不容易受孕。即使怀孕，也容易发生早期流产。据报道3%～20%的不孕症与黄体期缺陷有关，另外诱发排卵时常出现黄体功能不足。

(三)辅助检查

临床表现只能为黄体功能不足的诊断提供线索，明确诊断需要一些辅助检查。

1.子宫内膜活检

子宫内膜活检是诊断黄体功能不足的“金标准”。Noyes和Shangold对排卵后每天的子宫内膜特征进行了描述，如果活检的内膜比其应有的组织学变化落后2天以上，即可诊断。活检的关键是确定排卵日，有条件者可通过B超监测和LH峰测定确定排卵日。临床上多选择月经来潮前1～3天活检，但该方法的误差较大。

2.基础体温测定

孕激素可以上调体温调定点,使基础体温升高。一般认为基础体温升高天数≤11 天、上升幅度≤3 ℃或上升速度缓慢时,应考虑黄体功能不足。需要注意的是,只测定基础体温对诊断黄体功能不足是不够的。

3.孕酮测定

孕酮是黄体分泌的主要激素,孕酮水平可反映黄体功能。黄体中期血孕酮水平<10 ng/mL 时,可以诊断黄体功能不足。由于孕酮分泌变化很大,因此单靠 1 次孕酮测定进行诊断很不可靠。

4.B 超检查

B 超检查可以从形态学上了解卵泡的发育、排卵情况和子宫内膜的情况,对判断黄体功能有一定的帮助。

(四)诊断和鉴别诊断

明确诊断需要子宫内膜活检。根据常规检查很难明确诊断子宫内膜对孕激素的反应性下降。

(五)处理

目前的处理仅针对黄体功能不足。如果子宫内膜对孕激素的反应性下降,则没有有效的治疗方法。

1.黄体支持

因为 HCG 和 LH 的生物学作用相似,因此可用于黄体支持治疗。用法:黄体早期开始肌内注射 HCG,1 次 1 000 IU,每天 1 次,连用 5~7 天;或 HCG 1 次 2 000 IU,每 2 天 1 次,连用 3~4 次。

在诱发排卵时,如果有发生卵巢过度刺激综合征的风险,则应禁用 HCG,因为 HCG 可以引起卵巢过度刺激综合征或使卵巢过度刺激综合征病情加重。

2.补充孕酮

治疗不孕症时选用黄体酮制剂,因为天然孕激素对胎儿最安全。如果不考虑生育,而是因为月经紊乱来治疗,可以选择人工合成的口服孕激素,如醋酸甲羟孕酮和醋酸甲地孕酮等。

(1)黄体酮针剂:在自然周期或诱发排卵时,每天肌内注射黄体酮 10~20 mg;在使用促性腺激素释放激素激动剂和拮抗剂的周期中,需要加大黄体酮剂量至 40~80 mg/d。

(2)微粒化黄体酮胶囊:口服利用度低,因此所需剂量大,根据情况每天口服 200~600 mg。

(3)醋酸甲羟孕酮片:下次月经来潮前7～10天开始用药,每天8～10 mg,连用7～10天。

(4)醋酸甲地孕酮片:下次月经来潮前7～10天开始用药,每天6～8 mg,连用7～10天。

3.促进卵泡发育

首选氯米芬,从月经的第3～5天开始,每天口服25～100 mg,连用5天,停药后监测卵泡发育情况。氯米芬疗效不佳者,可联合使用尿促性素和HCG治疗。

第四节 经前期综合征

经前期综合征(premenstrual syndrome,PMS)是育龄妇女常见的问题。PMS是指月经来潮前7～14天(即在月经周期的黄体期)周期性出现的躯体症状(如乳房胀痛、头痛、小腹胀痛、水肿等)和心理症状(如烦躁、紧张、焦虑、嗜睡、失眠等)的总称。PMS症状多样,除上述典型症状外,自杀倾向、行为退化、嗜酒、工作状态差甚至无法工作等也常出现。由于PMS临床表现复杂且个体差异巨大,因此诊断的关键是症状出现的时间及严重程度。伴有严重情绪不稳定者称为经前焦虑障碍。

PMS的临床特点必须考虑:①在大多数月经周期的黄体期,再发性或循环性出现症状;②症状于月经来潮不久后缓解,在卵泡期持续不会超过1周;③该病致使情绪或躯体苦恼,或日常功能受累或受损;④症状的再发,循环性和定时性,症状的严重性和无症状期均可通过前瞻性逐日评定得到证实。

PMS的患病率各地报道不一,这与评定方法(回顾性或前瞻性)、调查者的专业、调查样本人群、症状严重程度,以及一些尚未确定的因素有关。在妇女生殖阶段可发生,初潮后未婚少女的患病率低,产后倾向出现PMS。虽然50%～80%的生育期妇女普遍存在轻度以上的经前症状,其中30%～40%有PMS症状的妇女需要治疗,3%～8%的妇女受到符合该病诊断标准的经前焦虑障碍的困扰,但是,大多数有经前症状的女性没有得到诊断或治疗。

一、病因与发病机制

近年来研究表明,PMS病因涉及诸多因素,如社会心理因素、内分泌因素及神经递质的调节等。但PMS的准确机制仍不明,一些研究结果尚有矛盾之处,进一步的深入研究是必要的。

(一)社会心理因素

情绪不稳定及神经质、特质焦虑者容易体验到严重的PMS症状。应激或负性生活事件可加重经前症状,而休息或放松可减轻经前症状,这些说明社会心理因素在PMS的发生或延续上发挥作用。

(二)内分泌因素

1.孕激素

这一疾病仅出现于育龄女性,青春期前、妊娠期、绝经后期均不会出现,且仅发生于排卵周期的黄体期。给予外源性孕激素可诱发此病,在激素补充治疗中使用孕激素建立周期引发的抑郁情绪和生理症状与PMS相似;曾患有严重PMS的女性,行子宫加双附件切除术后给予激素补充治疗,单独使用雌激素不会诱发PMS,而在联合使用雌、孕激素时PMS易复发。相反,卵巢内分泌激素周期消失,如双侧卵巢切除或给予促性腺激素释放激素激动剂均可抑制原有的PMS症状。因此,卵巢激素尤其是孕激素可能与PMS的病理机制有关,孕激素可增加女性对甾体抗炎药的敏感性,使中枢神经系统受激素波动的影响增加。

2.雌激素

(1)雌激素降低学说:正常情况下雌激素有抗抑郁效果,经前雌激素水平下降可能与PMS,特别是经前心境恶劣的发生有关。

(2)雌激素过多学说:雌激素水平绝对或相对高,或者对雌激素的特异敏感性可导致PMS。具有经前焦虑的妇女,雌激素/孕酮比值较高。雌、孕激素比例异常可能与PMS发生有关。

3.雄激素

妇女雄激素来自卵巢和肾上腺。在排卵前后,血中睾酮水平随雌激素水平的增高而上升,且由于大部分来自肾上腺,月经期间并不下降,其睾酮/雌激素及睾酮/孕激素之比处于高值。睾酮作用于脑可增强两性的性驱力和攻击行为,而雌激素和孕酮可与睾酮对抗。经前期雌激素和孕酮水平下降,脑中睾酮失去对抗物,这与一些人PMS的发生有关。

(三)神经递质

研究表明,在PMS女性中血清性激素的浓度正常,这表明除性激素外,还可能有其他因素作用。PMS患者常伴有中枢神经系统某些神经递质及其受体活性的改变,这种改变可能与中枢对激素的敏感性有关。一些神经递质可受卵巢类固醇激素调节，如5-羟色胺、乙酰胆碱、去甲肾上腺素、多巴胺等。

1.乙酰胆碱

乙酰胆碱单独作用或与其他机制联合作用与PMS的发生有关。在人体内，乙酰胆碱是抑郁和应激的主要调节物，可引起脉搏加快和血压上升。

2.5-羟色胺与γ-氨基丁酸

某些神经递质在PMS中发挥关键作用。经前焦虑障碍患者与患PMS但无情绪障碍者及正常对照组相比，5-羟色胺在卵泡期增高，黄体期下降，波动明显增大。5-羟色胺对情绪、睡眠、性欲、食欲和认知具有调节功能，在抑郁的发生、发展中起到重要作用。雌激素可增加5-羟色胺受体的数量及突触后膜对5-羟色胺的敏感性，并增加5-羟色胺的合成及其代谢产物5-羟吲哚乙酸的水平。有临床研究显示5-羟色胺选择性重摄取抑制剂可增加血液中5-羟色胺的浓度，对治疗PMS、经前焦虑障碍有较好的疗效。

另外，有研究认为在抑郁、PMS、经前焦虑障碍的患者中γ-氨基丁酸活性下降，认为经前焦虑障碍患者可能存在γ-氨基丁酸受体功能的异常。

3.类鸦片物质与单胺氧化酶

目前认为在性腺类固醇激素影响下，人体过多暴露于内源性鸦片肽并继之脱离接触可能参与PMS的发生。单胺氧化酶学说则认为PMS的发生与血小板单胺氧化酶活性改变有关，而这一改变是受孕酮影响的。正常情况下，雌激素对单胺氧化酶活性有抑制作用，而黄体酮对组织中单胺氧化酶活性有促进作用。单胺氧化酶活性增强被认为是经前抑郁和雌激素/孕激素不平衡发生的中介。单胺氧化酶活性增加可以减少去甲肾上腺素，导致中枢神经元活性降低。单胺氧化酶学说可解释经前抑郁和嗜睡，但无法说明其他症状。

4.其他

前列腺素可影响精神、行为、体温调节及许多PMS症状，前列腺素合成酶抑制剂能改善PMS躯体症状。一般认为此类非甾体抗炎药可降低引起PMS症状的中介物质的组织浓度，起到治疗作用。维生素B_6是合成多巴胺与5-羟色胺的辅酶，维生素B_6缺乏与PMS可能有关，一些研究发现维生素B_6治疗似乎比安慰剂效果好，但结果并非一致。

二、临床表现

近年来研究提出大约20类症状是常见的，包括躯体、心理和行为3个方面。其中恒定出现的是头痛、疼痛、肿胀、嗜睡、易激惹和抑郁，行为笨拙，渴望食物。但表现有较大的个体差异，取决于躯体健康状态、人格特征和环境影响。国际经前期紊乱协会将上述的经前期症状分为以下两类：①核心 PMS，其特点为通常伴有自发性排卵的月经周期；②可变 PMS，与核心 PMS 相比较为复杂。

(一)躯体症状

1.水潴留

经前水潴留一般多见于踝、小腿、手指、腹部和乳房，可导致乳房胀痛、体重增加、面部水肿，腹部不适或疼痛，排尿量减少。这些症状往往在清晨起床时明显。

2.疼痛

头痛较为常见，背痛、关节痛、肌肉痛、乳房痛发生率也较高。

3.自主神经功能障碍

常见恶心、呕吐、头晕、潮热、出汗等，也可出现低血糖。

(二)心理症状

主要为负性情绪或心境恶劣。

1.抑郁

心境低落、郁郁不乐、消极悲观、空虚孤独，甚至有自杀意念。

2.焦虑、激动

烦躁不安，似处于应激之下。

3.运动共济和认知功能改变

可出现行动笨拙、运动共济不良、记忆力差、思路混乱。

(三)行为改变

可表现为社会性退缩，回避社交活动；社会功能减低，判断力下降，工作时失误；性功能减退或亢进等。

三、诊断与鉴别诊断

(一)诊断标准

PMS 具有 3 项属性(经前期出现；在此以前无同类表现；月经来潮症状即消失)，诊断一般不难。美国国立精神卫生研究所的工作定义如下：一种周期性的障碍，其严重程度是以影响一个妇女生活的一些方面(如为负性心境，经前一周心境障碍的平均严重程度较之经后一周加重 30%)，而症状的出现与月经有一致的和可以预期的关系。这一定义规定了 PMS 的症状出现与月经有关，对症状的严重程度作出定量化标准。

经前焦虑障碍的诊断可采用美国精神医学学会推荐的标准，具体内容如下所示。

对患者2～3个月经周期所记录的症状进行前瞻性评估。在黄体期的最后一个星期存在5个(或更多个)下述症状,并且在经后消失,其中至少有1种症状必须是(1)、(2)、(3)或(4)。

(1)明显的抑郁情绪,自我否定意识,感到失望。

(2)明显焦虑、紧张,感到激动或不安。

(3)情绪不稳定,比如突然伤感、哭泣或对拒绝敏感性增加。

(4)持续和明显易怒或发怒或与他人的争吵增加。

(5)对平时活动(如工作、学习、友谊、嗜好)的兴趣降低。

(6)主观感觉注意力集中困难。

(7)嗜睡、易疲劳或能量明显缺乏。

(8)食欲明显改变,过度摄食或产生特殊的嗜食渴望。

(9)失眠。

(10)主观感觉不安或失控。

(11)其他身体症状,如乳房触痛或肿胀、头痛、关节或肌肉痛、肿胀、体重增加。

这些失调必须能明显干扰工作、学习或日常的社会活动及与他人的关系(如逃避社会活动,生产力和工作学习效率降低);这些失调不是另一种疾病加重的表现(如重度抑郁症、恐慌症、恶劣心境或人格障碍)。

(二)诊断方法

严重问题的每天评定记录表可让PMS诊断更明确。这个图表是用来记录情绪和身体与月经周期相关的症状。要求患者在没有任何前瞻性治疗的情况下,至少连续2个月描述他们的症状。医师通过了解症状发生的时间、每个月经周期症状的变化,月经后1～2天症状消失来进行判断。

(三)鉴别诊断

1.月经周期性精神病

PMS可能是在内分泌改变和心理-社会因素作用下起病的,而月经周期性精神病则有着更为深刻的原因和发病机制。PMS的临床表现是由心境不良和众多躯体不适组成,不致发展为重性精神病,可与月经周期性精神病区别。

2.抑郁症

PMS妇女有较高的抑郁症发生风险,抑郁症患者较非情感性障碍患者有较高的PMS发生率,已如上述。根据PMS和抑郁症的诊断标准,可作出鉴别。

3.其他精神疾病经前恶化

根据 PMS 的诊断标准与其他精神疾病经前恶化进行区别。

四、治疗

PMS 的治疗应针对躯体、心理症状、内在病理机制和改变正常排卵性月经周期等方面。此外,心理治疗和家庭治疗亦受到较多的重视。轻症 PMS 患者采取环境调整、适当膳食、身体锻炼、改善生活方式、应激处理和社会支持等措施即可,重症患者则需实施以下治疗。

(一)非药物治疗

1.调整生活方式

调整生活方式包括合理的饮食与营养、适当的身体锻炼、戒烟、限制盐和咖啡的摄入。可改变饮食习惯,增加钙、镁、维生素 B_6、维生素 E 的摄入等,但尚没有确切、一致的研究表明以上维生素和微量元素治疗的有效性。体育锻炼可改善血液循环,但其对 PMS 的预防作用尚不明确,多数临床专家认为每天锻炼 20～30 分钟有助于加强药物治疗和心理治疗。

2.心理治疗

心理因素在 PMS 发展中所起的作用是不容忽视的。精神刺激可诱发和加重 PMS。要求患者日常保持乐观情绪,生活有规律,参加运动锻炼,增强体质。行为治疗曾用于治疗 PMS;放松技术有助于改善疼痛症状。生活在 PMS 妇女身边的人,如父母、丈夫、子女等,要多关心患者,对她们在经前出现的心情烦躁、易激惹等给予容忍和同情。工作周围的人也应体谅她们经前产生的不良情绪症状,在各方面予以照顾,避免在此期间从事驾驶或其他具有危险性的作业。

3.营养素补充

营养素补充剂已被证明对 PMS 症状有积极作用。与安慰剂组相比,每天服用 1 200 mg 碳酸钙的经前焦虑障碍妇女,可减少 48% 与情感和身体相关的 PMS 症状。另一项研究表明,每天服用 80 mg 的维生素 B_6 与安慰剂组相比,可减少情绪相关的 PMS 症状,但对躯体相关症状无效。大剂量(＞300 mg)维生素 B_6 可导致外周神经病变;然而,中等剂量的维生素 B_6 可在不良反应最小的情况下,缓解 PMS 症状。

(二)药物治疗

1.精神药物

(1)抗抑郁药:5-羟色胺选择性重摄取抑制剂对 PMS 有明显疗效,缓解率达 60%～70% 且耐受性较好,目前认为是治疗 PMS 的一线药物。如氟西汀

20 mg,每天 1 次,经前口服至月经第 3 天。该类药物减轻情感症状优于躯体症状。

舍曲林剂量为每天 50～150 mg。三环类抗抑郁药氯米帕明是一种三环类抑制 5-羟色胺和去甲肾上腺素再摄取的药物,每天 25～75 mg 对控制 PMS 有效,黄体期服药即可。5-羟色胺选择性重摄取抑制剂与三环类抗抑郁药物相比,无抗胆碱能、低血压及镇静等不良反应,并具有无依赖性和无特殊的心血管及其他严重毒性作用的优点。5-羟色胺选择性重再摄取抑制剂除抗抑郁外,也有改善焦虑的作用,目前应用明显多于三环类抗抑郁药。

(2)抗焦虑药:苯二氮䓬类药物用于治疗 PMS 已有很长时间,如阿普唑仑为抗焦虑药,也有抗抑郁性质,可用于治疗 PMS,起始剂量为 0.25 mg,1 天 2～3 次,逐渐递增,每天剂量可达2.4 mg或 4 mg,在黄体期用药,月经来潮即停药,停药后一般不出现戒断症状。

2.抑制排卵周期

(1)口服避孕药:作用于下丘脑-垂体-卵巢轴可导致不排卵,常用于治疗周期性精神病和各种躯体症状。口服避孕药对 PMS 的效果不是绝对的,这是因为一些亚型用本制剂后症状不仅未见好转,反而恶化。就一般病例而言,复方短效单相口服避孕药均对其有效。国内多选用复方炔诺酮或复方甲地孕酮。

(2)达那唑:该药对下丘脑-垂体促性腺激素有抑制作用。100～400 mg/d 对消极情绪、疼痛及行为改变有效,200 mg/d 能有效减轻乳房疼痛。但其雄激素活性及致肝功能损害作用,限制了其在 PMS 治疗中的临床应用。

(3)促性腺激素释放激素激动剂:促性腺激素释放激素激动剂在垂体水平通过调节抑制垂体促性腺激素分泌,造成低促性腺激素水平及低雌激素水平,达到药物切除卵巢的疗效。随机双盲安慰剂对照研究证明,促性腺激素释放激素激动剂治疗 PMS 有效。单独应用促性腺激素释放激素激动剂应注意低雌激素血症及骨量丢失,故治疗第 3 个月应采用反加疗法克服其不良反应。

(4)手术切除卵巢或放射破坏卵巢功能:虽然此方法对重症 PMS 治疗有效,但卵巢功能破坏导致绝经综合征、骨质疏松性骨折、心血管疾病等风险增加,应在其他治疗无效时酌情考虑。中、青年女性患者不宜采用该治疗方法。

3.其他

(1)利尿剂:PMS 的主要症状与组织和器官水肿有关。螺内酯不仅有利尿作用,对血管紧张素功能亦有抑制作用。剂量为 25 mg,每天 2～3 次,可减轻水潴留,并对精神症状有效。

(2)抗前列腺素制剂:经前子宫内膜释放前列腺素,改变平滑肌张力、免疫功能及神经递质代谢。抗前列腺素如甲芬那酸 250 mg,每天 3 次,于经前 12 天起服用。餐中服可减少胃刺激。抗前列腺素可缓解 PMS 引起的疼痛。除对痛经、乳房胀痛、头痛、痉挛痛、腰骶痛有效,对紧张易怒症状也有报道有效。

(3)多巴胺受体拮抗剂:高催乳素血症与 PMS 关系已有研究报道。溴隐亭为多巴胺受体拮抗剂,可降低催乳素水平并改善经前乳房胀痛。剂量为 2.5 mg,每天 2 次,餐中服药可减轻不良反应。

异常妊娠

第一节 自然流产

妊娠不足28周、胎儿体重不足1 000 g而终止者,称为流产。妊娠12周前终止者,称为早期流产;妊娠12周至不足28周终止者,称为晚期流产。根据引起流产动因不同,可将流产分为自然流产和人工流产。自然因素导致的流产称为自然流产;机械或药物等人为因素终止妊娠者,称为人工流产。本节内容仅涉及自然流产。自然流产占妊娠总数的10%~15%,其中80%以上为早期流产。

一、病因

(一)胚胎因素

胚胎染色体异常是自然流产常见的原因,在自然流产中,胚胎检查中50%~60%有染色体异常。夫妻中如一方染色体异常,它可传至后代或导致流产。染色体异常包括数目异常和结构异常。数目异常以三体最常见,其次是单体X,如能存活,足月分娩以后即形成特纳综合征。三倍体及四倍体少见,活婴极少,绝大多数极早期便发生流产。结构异常主要是染色体异位、缺失、嵌合体等染色体异常。

(二)母体因素

1.全身疾病

(1)全身感染时高热可促进宫缩引起流产,弓形虫、单纯疱疹病毒、巨细胞病毒、流感病毒、支原体、衣原体、梅毒螺旋体等感染可导致流产。

(2)结核和恶性肿瘤不仅导致流产,还可威胁孕妇生命。

(3)严重贫血、心脏病可引起胎儿胎盘单位缺氧;慢性肾炎、高血压可使胎盘发生梗死，亦可导致流产。

2.内分泌异常

(1)黄体功能不足：可引起妊娠蜕膜反应不良，影响孕卵着床和发育，导致流产。

(2)多囊卵巢综合征：认为多囊卵巢高浓度的黄体生成素可能导致卵细胞第二次减数分裂过早完成，从而影响受精和着床过程出现流产。

(3)高催乳素血症：高水平的催乳素可直接抑制黄体颗粒细胞增生及其功能。

(4)糖尿病：妊娠早期高血糖可能是造成胚胎畸形的危险因素。

(5)甲状腺功能低下亦可导致流产。

3.生殖器异常

(1)子宫畸形：如单角子宫、双角子宫、双子宫、纵隔子宫等，可影响子宫血供和宫腔内环境造成流产。

(2)宫腔粘连、子宫内膜不足可影响胚胎种植，导致流产。

(3)宫颈功能不全：在解剖上表现为宫颈管过短或宫颈内口松弛，多引发胎膜早破及晚期流产。

4.免疫功能异常

可能为自身免疫因素引起。由于体内产生过多抗磷脂抗体，其不仅是一种强烈的凝血活性物质，导致血栓形成；同时可直接造成血管内皮细胞损伤，加剧血栓形成，影响胎盘循环，造成死胎，导致流产。也可以是同种免疫引起，妊娠是半同种移植过程，孕妇免疫系统产生一系列的适应性变化，如产生封闭因子、人类白细胞抗原，从而对宫内胚胎移植物产生免疫耐受。当免疫抑制因子或封闭因子不足，使胚胎遭受免疫损伤，导致流产。另外，正常妊娠时子宫蜕膜局部出现明显的适应性反应，自然杀伤细胞亚群发生表型转换，如果子宫局部生理性免疫反应不足，自然杀伤细胞仍然以杀伤型为主，这可能直接与流产的发生有关。

5.不良习惯

过量吸烟、酗酒，吸食吗啡、海洛因等毒品均可导致流产。

6.创伤刺激

焦虑、紧张、恐吓、忧伤等严重精神刺激，均可导致流产；子宫创伤(手术、直接撞击)、性交过度亦可引起流产。

(三)环境因素

过多接触放射线、砷、铅、甲醛、苯、氯丁二烯、氧化乙烯等化学物质，均可引起流产。

二、病理

流产的过程为妊娠物逐渐与子宫剥离直至排出子宫的过程。妊娠8周以前的流产，胚胎多已死亡，此时绒毛发育不全，着床还不牢固，妊娠物多可完全排出，标本常是囊胚包于蜕膜内，切开在胚囊中可仅见少量羊水而不见胚胎，有时可见结节状胚、圆柱状胚、发育阻滞胚、肢体畸形及神经营缺陷的胚胎。妊娠8～12周时绒毛发育茂盛，与底蜕膜关系较牢固，流产时妊娠物不易完全排出，部分滞留在宫腔内，排出后的妊娠物大体上可分为血肿样或肉样胎块、结节性胎块及微囊型胎盘。妊娠12周后，晚期流产的胎儿变化，可见以下几种病理状态：压缩胎儿、纸样胎儿及浸软胎儿，也可以形成肉样胎块，或胎儿钙化后形成石胎。脐带病变则有脐带扭曲、脐带缠绕、脐带打结、脐带过短、脐带过长。

三、临床表现

(一)停经

多数自然流产患者均有停经史。但是，如果妊娠早期发生流产，往往没有明显的停经史。有报道，大约50%流产是妇女未知已妊娠就发生受精卵死亡和流产。

(二)阴道流血

早期流产患者，由于绒毛和胎膜分离，血窦开放，出现阴道出血；妊娠8周以前的流产，阴道出血不多；妊娠8～12周时，阴道出血量多，而且持续时间长。妊娠12周以后，胎盘已完全形成，流产时如胎盘剥离不全，残留组织影响宫缩，血窦开放，可引起大量阴道出血、休克，甚至死亡。胎盘残留过久，可形成胎盘息肉，引起反复阴道出血、贫血及继发感染。

(三)腹痛

剥离的胚胎及血液如同异物刺激宫缩，排出胚胎，产生阵发性下腹痛。

早期流产时，首先胚胎绒毛与底蜕膜剥离，导致剥离面出血，已分离的胚胎组织如同异物，刺激宫缩。因此，表现为先出现阴道出血，后出现腹痛。晚期流产的临床过程与足月产相似，经过阵发性宫缩，排出胎儿和胎盘，因此，表现为先出现腹痛，而后阴道流血。

四、临床分型

临床上根据流产发展的不同阶段，分为以下类型。

(一)先兆流产

出现少量阴道出血,常为暗红色或血性白带,无妊娠物排出,继而出现阵发性下腹痛或腰背痛。妇科检查宫颈口未开,胎膜未破,子宫大小与停经周数相符合。经休息及治疗,症状消失,可继续妊娠。如症状加重,可发展为难免流产(图 7-1)。

(二)难免流产

难免流产指流产不可避免,在先兆流产的基础上,阴道出血增多,似月经量或超月经量,阵发性下腹痛加重,可伴有阴道流液,妇科检查宫颈口已扩张,有时可见妊娠物堵塞于宫颈口内,子宫大小与停经周期相符或略小。B 超检查仅见妊娠囊,无胚胎或无胚胎心管搏动(图 7-2)。

(三)不全流产

部分妊娠物排出宫腔,部分仍残留在宫腔内或嵌顿于宫颈口内,或胎儿排出后胎盘滞留宫腔或嵌顿于宫颈口内。由于宫内残留物影响宫缩,故阴道出血量多,甚至休克。妇科检查可见宫颈口已扩张,有妊娠物嵌顿和持续的血液流出(图 7-3)。

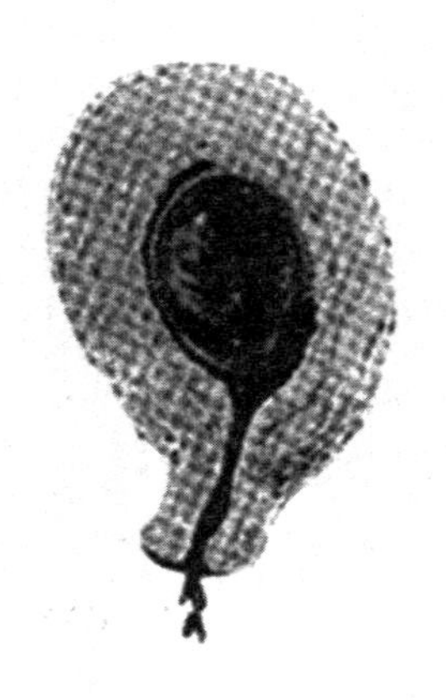

图 7-1 先兆流产

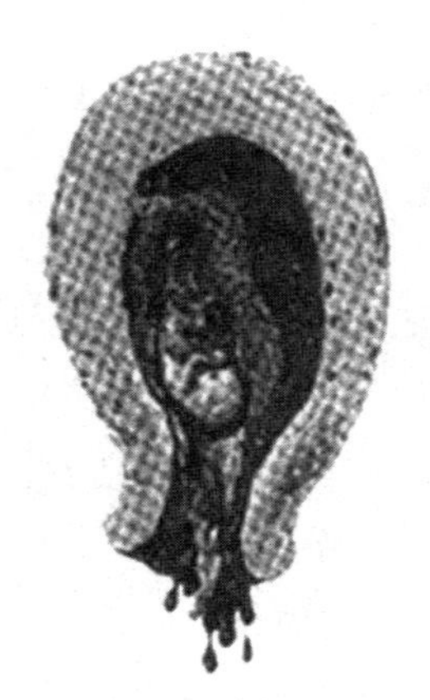

图 7-2 难免流产

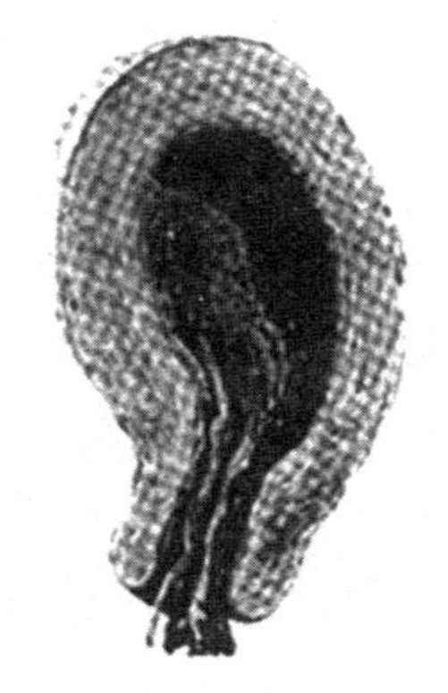

图 7-3 不全流产

(四)完全流产

妊娠物已经完全从宫腔排出,阴道出血明显减少并逐渐停止,腹痛缓解。常常发生于妊娠8 周以前。妇科检查宫颈口已关闭,子宫大小接近正常。

上述流产类型,临床发展过程,如图 7-4。

此外流产有以下 3 种特殊情况。

(五)稽留流产

稽留流产指胚胎或胎儿已死亡,未及时排出,而滞留于宫腔。临床表现:早孕反应消失，有先兆流产症状或无任何症状；子宫不再增大，反而缩小。若已到妊娠中期，孕妇腹部不继续增大，胎动消失。妇科检查宫颈口未开，子宫质地不软，未闻及胎心。

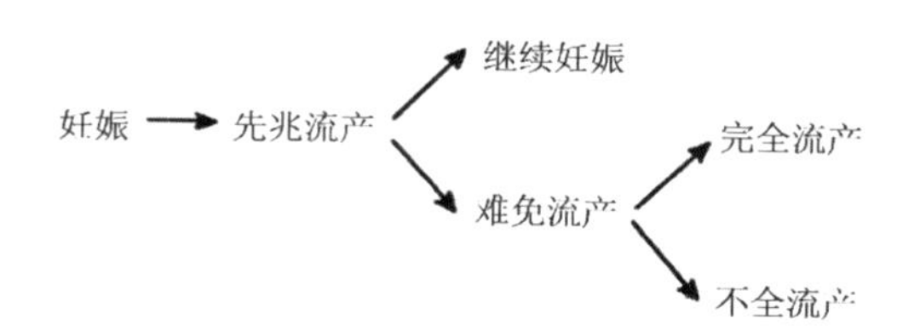

图 7-4 流产的发展过程示意图

(六)复发性流产

复发性流产指连续自然流产 3 次或 3 次以上者。其特点为每次流产多发生于同一妊娠月份，临床经过与一般流产相同。引起早期流产的原因，多是胚胎染色体异常、孕妇免疫功能异常、黄体功能不足、甲状腺异常等。引起晚期流产的常见原因，有子宫畸形或发育不良、宫颈内口松弛、子宫肌瘤等。宫颈内口松弛引起的流产常发生在妊娠中期，随着胎儿长大，羊水增多，宫腔内压力增加，羊膜囊突到宫颈内口，宫颈管逐渐扩张、缩短。多数患者无自觉症状，一旦胎膜破裂，胎儿随即娩出。

(七)感染性流产

流产过程中，阴道出血时间过长或者宫腔有胚胎组织残留，可引起宫腔内感染，严重时扩展到盆腔、腹腔，甚至全身，引起盆腔炎、腹膜炎、败血症及感染性休克。

五、诊断

根据病史、临床表现及妇科检查作出初步诊断，然后通过辅助检查确诊流产的临床类型。

(一)病史

详细询问患者有无停经及早孕反应，以及出现的时间，阴道出血的量及持续时间，有无阴道排液和妊娠物排出；有无腹痛，腹痛的部位、性质、程度；了解有无发热、阴道分泌物有无臭味，有无流产史。

(二)体格检查

测量体温、脉搏、呼吸、血压。有无贫血及感染征象。消毒外阴后行妇科检查，了解宫颈有无糜烂及息肉，出血来自糜烂息肉还是宫腔，注意宫颈口是否扩张，有无羊膜囊膨出，有无妊娠物堵塞，子宫大小是否与停经周数相符，有无压痛；双附件有无压痛、增厚或包块。怀疑为先兆流产时，操作应轻柔。

(三)辅助检查

1.B超检查

测定妊娠囊的大小、形态，有无胎芽、胎心搏动，可辅助诊断流产类型。若妊娠囊形态异常或位置下移，提示预后不良。附件的检查有助于异位妊娠的鉴别诊断。同时B超的连续检测也有很大的意义，如仅见胎囊，而迟迟不见胎芽，或仅见胎芽，而迟迟不见胎心出现，均提示预后不良。

2.妊娠试验

早孕试纸法可判断是否妊娠。连续进行血β-人绒毛膜促性腺激素(β-HCG)定量检测，观察其动态变化，有助于流产的诊断和预后判断。妊娠6～8周时，血β-HCG是以每天66%的速度增加，如果48小时增加不到66%，则提示妊娠预后不良。

3.其他

测定血孕酮水平、人胎盘催乳素有益于判断妊娠预后。复发性流产的患者有条件可行妊娠物的染色体检查。

六、鉴别诊断

首先鉴别流产的类型，见表7-1。早期自然流产应与异位妊娠、葡萄胎、功能性子宫出血及子宫肌瘤等疾病相鉴别。

表7-1 流产类型的鉴别诊断

类型	病史			妇科检查	
	出血量	下腹痛	组织排出	宫颈口	子宫大小
先兆流产	少	无或轻	无	关闭	与孕周相符
难免流产	增多	加重	无	松弛或扩张	相符或略小
不全流产	多	减轻	有	扩张、有组织堵塞	小于孕周
完全流产	少或无	无	全部排出	关闭	正常或略大

七、处理

应根据流产类型的不同进行相应处理。

(一)先兆流产

处理原则：保胎治疗，可辅以B超和动态血β-HCG、孕酮监测下以便了解胚胎发育情况，避免盲目保胎造成稽留流产。若B超提示胚胎发育不良，血β-HCG持续不升或下降，表明流产不可避免，应终止妊娠。

1.休息镇静

应卧床休息，禁止性生活，精神紧张者可给予少量对胎儿无害的镇静药。

2.激素治疗

黄体功能不全引起的先兆流产者，可给予黄体酮10～20 mg，每天或隔天肌内注射1次。或HCG 2 000～3 000 U，隔天肌内注射1次。症状缓解后5～7天停药。

3.其他药物治疗

维生素E为抗氧化剂，有利于胚胎发育，每天100 mg口服。基础代谢率低者可口服甲状腺素片，每天1次，每次40 mg。

4.晚期先兆流产的治疗

可给予沙丁胺醇2.4～4.8 mg口服，每天4次；给予前列腺素合成酶抑制剂，如吲哚美辛25 mg口服，每天3次。

(二)难免流产

处理原则：确诊后尽早使妊娠物排出。

(1)妊娠子宫＜8周，可直接行刮宫术。

(2)妊娠子宫＞8周，可用缩宫素10～20 U加于5%葡萄糖注射液500 mL中静脉滴注，或使用米非司酮和米索前列醇促进宫缩，使胚胎组织排出。出血多者可行刮宫术。

(3)出血多且伴休克者，应在纠正休克的同时行清宫术。

(4)清宫后要对刮出物仔细检查，注意胚胎组织是否完整，并送病理检查，必要时做胚胎染色体检查。术后可行B超检查。

(5)术后应用抗生素预防感染，出血多者可使用缩宫素肌内注射以减少出血。

(三)不全流产

处理原则：一旦确诊，立即清宫。

(1)出血多且合并休克者，应在抗休克的同时行清宫术。

(2)刮宫标本应送病理检查；术后常规使用抗生素，并行B超检查。

(四)完全流产

行B超检查，如宫腔无残留物而且没有感染，可不予特殊处理。

(五)稽留流产

处理原则:凝血功能检查,预处理后清宫。

(1)死亡的胚胎及胎盘组织在宫腔内稽留过久,可导致凝血功能障碍,可能发生弥散性血管内凝血。因此,应首先检查血常规、出血和凝血时间、纤维蛋白原、凝血酶原时间、血浆鱼精蛋白副凝试验(3P试验)等。

(2)若凝血功能正常,在备血、输液条件下行刮宫术;若凝血功能异常,可用肝素、纤维蛋白原、新鲜血、血小板等纠正后再行刮宫术。

(3)稽留流产时,妊娠物及胎盘组织与子宫壁粘连较紧,清宫困难,为提高子宫肌层对缩宫素的敏感性,刮宫前可口服炔雌醇1 mg,每天2次,连用5天,或苯甲酸雌二醇2 mg肌内注射,每天2次,连用3天,可提高子宫肌对缩宫素的敏感性。子宫<12孕周者,可行刮宫术,术中肌内注射缩宫素,手术应特别小心,避免子宫穿孔,1次不能刮净时,于术后5~7天再次刮宫。子宫>12孕周者,可使用米非司酮加米索前列醇,或静脉滴注缩宫素,促使胎儿、胎盘排出。

(4)术后常规使用抗生素,并行B超复查。

(六)复发性流产

处理原则:针对病因进行治疗。

(1)染色体异常的夫妇孕前进行咨询,确定可否妊娠;明确女方有无生殖道畸形、肿瘤、宫腔粘连等,妊娠前施行矫正手术,还可行丈夫精液检查。

(2)黄体功能不全者,妊娠后给予黄体酮20~40 mg,每天1次肌内注射,也可口服黄体酮,或使用黄体酮阴道制剂,用药至孕12周时即可停药。

(3)宫颈口松弛者应在妊娠14~18周时行宫颈环扎术,术后定期随诊,待分娩前拆除缝线。若环扎术后有流产征象,治疗失败时,及时拆除缝线,避免造成宫颈裂伤。

(4)免疫治疗:对不明原因的复发性流产患者行主动免疫治疗,将丈夫或他人的淋巴细胞在女方前臂内侧或臀部做多点皮下注射,妊娠前注射2~4次,妊娠早期加强免疫1~3次,妊娠成功率达86%以上。

(七)感染性流产

处理原则:迅速控制感染,尽快清除宫内残留物。

(1)轻度感染或阴道出血多,可在静脉滴注有效抗生素的同时进行刮宫,以达到止血的目的。

(2)感染较严重但出血不多时,可用广谱抗生素控制感染后再行刮宫术。刮宫时可用卵圆钳夹出残留组织,忌用刮匙全面搔刮,以免感染扩散。术后继续用广谱抗生素，待感染控制后再行彻底刮宫。

(3)对已合并感染性休克者，应积极进行抗休克治疗，待病情稳定后再行彻底刮宫；感染严重或盆腔脓肿形成者，应行引流手术，必要时切除子宫。

第二节 过期妊娠

妊娠达到或超过42周称为过期妊娠。发生率为妊娠总数的5%～10%。过期妊娠的胎儿围生期发病率和死亡率增高，孕43周时围生儿死亡率为正常妊娠的3倍，孕44周时为正常妊娠的5倍。

一、原因

(一)雌、孕激素比例失调

可能与内源性前列腺素和雌二醇分泌不足及孕酮水平增高有关，导致孕激素优势，抑制前列腺素和缩宫素，使子宫不收缩，延迟分娩发动。

(二)胎儿畸形

无脑儿畸形不合并羊水过多时，由于胎儿无下丘脑，垂体-肾上腺轴发育不良，胎儿肾上腺皮质产生的肾上腺皮质激素及雌三醇的前身物质16α-羟基硫酸脱氢表雄酮不足，使雌激素形成减少，孕周可长达45周。

(三)遗传因素

某家族、某个体常反复发生过期妊娠，提示过期妊娠与遗传因素可能有关。胎盘硫酸酯酶缺乏症是罕见的常染色体隐性遗传病，可导致过期妊娠，这是因为胎儿肾上腺与肝脏虽能产生足量16α-羟基硫酸脱氢表雄酮，但胎盘缺乏硫酸酯酶，使其不能脱去硫酸根转变成雌二醇及雌三醇，从而血中雌二醇及雌三醇明显减少，致使分娩难以启动。

(四)宫缩刺激发射减弱

头盆不称或胎位异常，胎先露对宫颈内口及子宫下段的刺激不强，可致过期妊娠。

二、病理

(一)胎盘

过期妊娠的胎盘主要有两种类型，一种是胎盘的外观和镜检均与足月胎盘相似,胎盘功能基本正常;另一种表现为胎盘功能减退,如胎盘绒毛内的血管床减少,间质内纤维化增加,以及合体细胞结节形成增多;胎盘表面有梗死和钙化,组织切片显示绒毛表面有纤维蛋白沉淀,绒毛内有血管栓塞等。

(二)胎儿

1.正常生长

过期妊娠的胎盘功能正常,胎儿继续生长,约 25%体重增加成为巨大胎儿,颅骨钙化明显,不易变形,导致经阴道分娩困难,使新生儿发病率相应增加。

2.成熟障碍

由于胎盘血流不足和缺氧及养分的供应不足,胎儿不易再继续生长发育。可分为 3 期:第Ⅰ期为过度成熟,表现为胎脂消失,皮下脂肪减少,皮肤干燥松弛、多皱褶,头发浓密,指(趾)甲长,身体瘦长,容貌似“小老人”。第Ⅱ期为胎儿缺氧,肛门括约肌松弛,有胎粪排出,羊水及胎儿皮肤黄染,羊膜和脐带绿染,围生儿发病率及围生儿死亡率最高。第Ⅲ期为胎儿全身因粪染历时较长而广泛着色,指(趾)甲和皮肤呈黄色,脐带和胎膜呈黄绿色。此期胎儿已经历和渡过Ⅱ期危险阶段,其预后反而比Ⅱ期好。

3.胎儿生长受限

小样儿可与过期妊娠共存,后者更增加胎儿的危险性。过期妊娠的诊断首先要应正确核实预产期,并确定胎盘功能是否正常。

三、过期妊娠对母儿的影响

(一)胎儿窘迫

胎盘功能减退、胎儿供氧不足是过期妊娠时的主要病理变化,同时胎儿越成熟,对缺氧的耐受能力越差,故当临产宫缩较强时,过期胎儿就容易发生窘迫,甚至在子宫内死亡。过期妊娠时胎儿宫内窘迫的发生率为 13.1%～40.5%,为足月妊娠的 1.5～10 倍。1979－1986 年间在柏林国立妇产医院的62 804 次分娩中,由过期妊娠导致的围产死亡中近 3/4 与产时窒息和胎粪吸入有关。新生儿早期癫痫发作的发生率为 5.4‰,而足月产新生儿为 0.9‰。

(二)羊水量减少

妊娠 38 周后,羊水量开始减少,妊娠足月羊水量约为 800 mL,后随妊娠延长,羊水量逐渐减少。妊娠 42 周后约 30%减少至 300 mL 以下;羊水胎盘粪染率明显增高,是足月妊娠的 2～3 倍,若同时伴有羊水过少,羊水粪染率增加。

(三)分娩困难及损伤

过期妊娠使巨大胎儿的发生率增加,达 6.4%～15%;胎儿过熟,头颅硬、可塑性小，因此过期妊娠分娩时易发生困难，使手术难产的机会增加。

四、诊断

（一）核实预产期

（1）认真核实末次月经。

（2）月经不规则者，可根据孕前基础体温上升的排卵期来推算预产期；或根据早孕反应及胎动出现日期推算，或孕早期妇科检查子宫大小情况，综合分析判断。

（3）B超检查：早期或孕中期的超声检查协助明确预产期。

（4）临床检查子宫符合足月孕大小，孕妇体重不再增加或稍减轻，宫颈成熟，羊水逐渐减少，均应考虑过期妊娠。

（二）判断胎盘功能

判断胎盘功能的方法：①胎动计数。②人胎盘催乳素测定。③尿雌三醇比值测定。④B超检查，包括双顶径、胎盘功能分级、羊水量等。⑤羊膜镜检查。⑥无应激试验、缩宫素激惹试验等。现分别阐述。

1.胎动计数

胎动计数是孕妇自我监护胎儿情况的一种简易的手段，每个孕妇自感的胎动数差异很大，孕妇18～20周开始自感有胎动，夜间尤为明显，孕29～38周为胎动最频繁时期，接近足月略为减少。如胎动异常应警惕胎儿宫内窘迫。缺氧早期胎儿躁动不安，表现为胎动明显增加，当缺氧严重时，胎动减弱甚至消失，胎动消失后，胎心一般在24～48小时内消失。每天早、中、晚固定时间各数1小时，每小时＞3次，反映胎儿情况良好。也可将早、中、晚3次胎动次数的和乘4，即为12小时的胎动次数。如12小时胎动达30次以上，反映胎儿情况良好；如果胎动少于10次，则提示胎儿宫内缺氧。

2.尿雌三醇及雌三醇/肌酐比值测定

如24小时尿雌三醇的总量＜10 mg，或尿雌三醇/肌酐比值＜10时，为子宫胎盘功能减退。

3.无应激试验及宫缩应激试验

（1）无应激试验反应型：①每20分钟内有两次及以上伴胎心率加速的胎动。②加速幅度15次/分以上，持续15秒以上。③胎心率长期变异正常，3～6周期/分，变异幅度为6～25次/分。

（2）无应激试验无反应型：①监测40分钟无胎动或胎动时无胎心率加速反应。②伴胎心率基线长期变异减弱或消失。

(3)无应激试验可疑型:①每 20 分钟内仅 1 次伴胎心加速的胎动;②胎心加速幅度<15 次/分,持续<15 秒;③基线长期变异幅度<6 次/分;④胎心率基线水平异常,>160 次/分或<120 次/分;⑤存在自发性变异减速。符合以上任何 1 条即列为无应激试验可疑型。

4.胎儿超声生物物理相的观察

评价胎儿宫内生理状态采用 5 项胎儿生物物理指标。其最先由 Manning 提出,5 项指标包括:①无应激试验;②胎儿呼吸样运动;③胎动;④胎儿肌张力;⑤羊水量。

胎儿生物物理活动受中枢神经系统支配,中枢神经的各个部位对缺氧的敏感性存在差异。胎儿缺氧时首先无应激试验为无反应型,胎儿呼吸样运动消失;缺氧进一步加重,胎动消失,最后为胎儿肌张力消失。参照此顺序可了解胎儿缺氧的程度,估计其预后,也可减少监测中的假阳性率与假阴性率。

五、处理

超过预产期时应更严密地监护宫内胎儿的情况,每周应进行两次产前检查。凡妊娠过期尚不能确定,胎盘功能又无异常的表现,胎儿在宫内的情况良好,宫颈尚未成熟,可在严密观察下待其自然临产。妊娠确已过期,并有下列任何一种情况时,应立即终止妊娠:①宫颈已成熟;②胎儿体重>4 000 g;③每12 小时内的胎动计数<10 次;④羊水中有胎粪或羊水过少;⑤有其他并发症;⑥妊娠已达 43 周。

根据宫颈成熟情况和胎盘功能及胎儿的情况来决定终止妊娠的方法。如宫颈已成熟者,可采用人工破膜;破膜时羊水多而清,可在严密监护下经阴道分娩。如胎盘功能不良或胎儿情况紧急,应及时行剖宫产。

目前促宫颈成熟的药物:前列腺素 E_2 制剂,如阴道内栓剂;前列腺素 E_1 制剂,如米索前列醇。地诺前列酮栓已被批准可用于妊娠晚期引产前的促宫颈成熟。而米索前列醇被广泛用于促宫颈成熟,证明合理使用是安全有效的,2003 年美国食品和药品监督管理局已将米索前列醇禁用于晚期妊娠的条文删除。其他促宫颈成熟的方法有低位水囊、Foley 导尿管、昆布条、海藻棒等,需要在阴道无感染及胎膜完整时才能使用。但是有潜在感染、胎膜早破、宫颈损伤的可能。

(一)前列腺素制剂

常用的促宫颈成熟的药物主要是前列腺素制剂。前列腺素促宫颈成熟的主要机制,一是通过改变宫颈细胞外基质成分,软化宫颈,如激活胶原酶,使胶原纤维溶解和基质增加;二是影响宫颈和子宫平滑肌,使宫颈平滑肌松弛,宫颈扩张,子宫体平滑肌收缩,牵拉宫颈;三是促进子宫平滑肌细胞间缝隙连接的形成。

目前临床使用的前列腺素制剂如下。

1.前列腺素 E_2 制剂

如阴道内栓剂地诺前列酮栓：是一种可控制释放的前列腺素 E_2 制剂，含有10 mg地诺前列酮，以0.3 mg/h的速度缓慢释放，低温保存。外阴消毒后将地诺前列酮栓置于阴道后穹隆深处，在药物置入后，嘱孕妇平卧位20～30分钟以利于吸水膨胀。2小时后复查，仍在原位后可活动。可以控制药物释放，在出现宫缩过强或过频时能方便取出。出现以下情况时应及时取出：①临产；②放置12小时后；③如出现过强和过频宫缩、变态反应或胎心律异常时。如取出后宫缩过强、过频仍不缓解，可使用子宫收缩抑制剂。

2.前列腺素 E_1 制剂

米索前列醇是一种人工合成的前列腺素 E_1 类似物，有100 μg和200 μg两种片剂，主要用于治疗消化道溃疡，大量临床研究证实其可用于妊娠晚期促宫颈成熟。米索前列醇促宫颈成熟具有价格低、性质稳定易于保存、作用时间长等优点，尤其适合基层医疗机构应用。美国妇产科医师学会2003年和2009年又重申对米索前列醇在产科领域使用的规范：新指南提出的多项建议中最重要的是将25 μg作为促宫颈成熟和诱导分娩的米索前列醇初始剂量，频率不宜超过每3～6小时给药1次；有关大剂量米索前列醇(每6小时给药50 μg)安全性的资料有限且不明确，所以对大剂量米索前列醇仅定为B级证据建议。参考美国妇产科医师学会的规范标准并结合我国米索前列醇临床应用经验，中华医学会妇产科学分会产科学组成员与相关专家经过多次讨论，制定我国米索前列醇在妊娠晚期促宫颈成熟的应用常规：①用于妊娠晚期需要引产而宫颈条件不成熟的孕妇。②每次阴道内放药剂量为25 μg，放药时不要将药物压成碎片。如6小时后仍无宫缩，在重复使用米索前列醇前应做阴道检查，重新评估宫颈成熟度，了解原放置的药物是否溶化、吸收。如未溶化和吸收，则不宜再放置。每天总量不得超过50 μg，以免药物吸收过多。③如需加用缩宫素，应该在最后一次放置米索前列醇4小时以上，并阴道检查证实药物已经吸收。④使用米索前列醇者应在产房观察，监测宫缩和胎心率，一旦出现宫缩过强或过频，应立即进行阴道检查，并取出残留药物。⑤有剖宫产史者或子宫手术史者禁用。

(二)缩宫素

小剂量静脉滴注缩宫素为安全常用的引产方法，但在宫颈不成熟时，引产效果不好。其特点是可随时调整用药剂量，保持生理水平的有效宫缩，一旦发生异常可随时停药，缩宫素作用时间短，半衰期为5～12分钟。静脉滴注缩宫素推荐使用低剂量，最好使用输液泵，起始剂量为2.5 mU/min，根据宫缩调整滴速，一般每隔30分钟调整1次，直至出现有效宫缩。有效宫缩的判定标准为10分钟内出现3次宫缩，每次宫缩持续30～60秒。最大滴速一般不得超过10 mU/min，如达到最大滴速，仍不出现有效宫缩，可增加缩宫素浓度。增加浓度的方法是以5%葡萄糖500 mL中加5 U缩宫素即1%缩宫素浓度，相当于每毫升液体含10 mU缩宫素，先将滴速减半，再根据宫缩情况进行调整，增加浓度后，最大增至20 mU/min，原则上不再增加滴速和浓度。

(三)人工破膜术

用人工的方法使胎膜破裂，引起前列腺素和缩宫素释放，诱发宫缩。适用于宫颈成熟的孕妇。缺点是有可能引起脐带脱垂或受压、母婴感染、前置血管破裂和胎儿损伤。不适用于胎头浮的孕妇。破膜前要排除阴道感染。应在宫缩间歇期破膜，以避免羊水急速流出引起脐带脱垂或胎盘早剥。破膜前、后要听胎心，破膜后观察羊水性状和胎心变化情况。单纯应用人工破膜术效果不好时，可加用缩宫素静脉滴注。

(四)其他

其他促宫颈成熟的方法主要是机械性扩张，种类很多，包括低位水囊、Foley导尿管、昆布条、海藻棒等，需要在阴道无感染及胎膜完整时才能使用。主要是通过机械刺激宫颈管，促进宫颈局部内源性前列腺素合成与释放而促进宫颈管软化成熟。其缺点是有潜在感染、胎膜早破、宫颈损伤的可能。

(五)产时处理

临产后应严密观察产程进展和进行胎心监测，如发现胎心异常，产程进展缓慢，或羊水混有胎粪时，应立即行剖宫产。产程中应充分给氧。胎儿娩出前做好一切抢救准备，当胎头娩出后即应清除鼻腔及鼻咽部黏液和胎粪。过期产儿发病率及死亡率高，应加强其护理和治疗。

第三节　异位妊娠

正常妊娠时受精卵着床于子宫体腔内膜生长发育，若受精卵在子宫体腔以外着床称为异位妊娠。异位妊娠根据受精卵种植的部位不同，分为输卵管妊娠、宫颈妊娠、卵巢妊娠、腹腔妊娠、阔韧带妊娠等，其中以输卵管妊娠最常见，占异位妊娠的90%～95%。异位妊娠是妇产科常见的急腹症之一，发生率约为1%，并有逐年增高的趋势，是孕产妇主要死亡原因之一，一直被视为是具有高度危险的妊娠早期并发症。

一、概述

输卵管妊娠是指受精卵在输卵管的某一部分着床并发育，其中壶腹部最多见，占50%～70%，其次为峡部，占25%～30%，伞部、间质部妊娠较少见。

二、病因

在正常情况下，卵子在输卵管壶腹部受精，然后受精卵在输卵管内缓慢移动，经历3～4天的时间进入宫腔。任何因素促使受精卵运行延迟，干扰受精卵的发育、阻碍受精卵及时进入宫腔都可以导致输卵管妊娠。

（一）输卵管异常

输卵管异常包括结构和功能上的异常，是引起异位妊娠的主要原因。

1.慢性输卵管炎

输卵管管腔狭窄，呈通而不畅的状态，影响受精卵的正常运行。

2.输卵管发育异常

影响受精卵运送过程及着床。

3.输卵管手术

行输卵管妊娠保守性治疗、输卵管整形术、输卵管吻合术等以后，均可引起输卵管妊娠。

4.输卵管周围疾病

不仅引起输卵管周围粘连，而且引起相关的内分泌异常、免疫异常，以及盆腔局部前列腺水平、巨噬细胞数量异常，使输卵管痉挛、蠕动异常。

（二）受精卵游走

卵子在一侧输卵管受精，经宫腔进入对侧输卵管后着床（受精卵内游走）；或游走于腹腔内，被对侧输卵管捡拾（受精卵外游走），由于游走时间较长，受精卵发育增大，故着床于对侧输卵管而形成输卵管妊娠。

（三）避孕失败

1.宫内节育器

一旦带宫内节育器妊娠，则输卵管妊娠的可能性增加。

2.口服避孕药

低剂量的孕激素不能有效地抑制排卵，却能影响输卵管的蠕动，可能引起输卵管妊娠。应用大剂量雌激素的事后避孕，如果避孕失败，输卵管妊娠的可能性增加。

(四)辅助生育技术

辅助生育技术如人工授精、促排卵药物的应用、体外受精-胚胎移植、配子输卵管移植等应用后，输卵管妊娠的危险性增加。有报道施行辅助生育技术后，输卵管妊娠的发生率约为5%。

(五)其他

内分泌异常、精神紧张、吸烟等也可导致输卵管蠕动异常或痉挛而发生输卵管妊娠。

三、病理

(一)输卵管妊娠流产

多见于妊娠8～12周输卵管壶腹部妊娠。受精卵逐渐长大向管腔膨出，以发育不良的蜕膜组织为主形成的包膜难以承受胚胎的膨胀张力，胚胎及绒毛自管壁附着处分离，落入管腔。由于比较接近伞端，通过逆蠕动挤入腹腔，则为输卵管完全流产，流血往往不多。如受精卵仅有部分剥离排出，部分绒毛仍残留管腔内，形成输卵管不全流产。

(二)输卵管妊娠破裂

多见于输卵管峡部妊娠，少数见于输卵管间质部妊娠。输卵管峡部管腔狭窄，故发病时间较早，多在妊娠6周左右。绒毛侵蚀输卵管后穿破管壁，胚胎由裂口流出。输卵管肌层血管丰富。因此输卵管妊娠破裂的内出血较输卵管妊娠流产者严重，可致休克。亦可反复出血在阔韧带、盆腔和腹腔内形成较大的血肿。输卵管间质部局部肌肉组织较厚，妊娠可达12～16周才发生输卵管破裂，此处血管丰富，一旦破裂，出血极为严重，可危及生命。

输卵管妊娠流产或破裂患者中，部分患者未能及时治疗，由于反复腹腔内出血，形成血肿，以后胚胎死亡，内出血停止，血肿机化变硬，与周围组织粘连，临床上称陈旧性宫外孕。

四、临床表现

输卵管妊娠的临床表现与病变部位、有无流产或破裂、发病缓急及病程长短有关。典型临床表现包括停经、腹痛及阴道流血。

(一)症状

1.停经

除输卵管间质部妊娠停经时间较长外,多数停经为6～8周。少数仅月经延迟数天,20%～30%的患者无明显停经史,将异位妊娠时出现的不规则阴道流血误认为月经,或由于月经过期仅数天而不认为是停经。

2.腹痛

95%以上的患者以腹痛为主诉就诊。输卵管妊娠未发生流产或破裂前由于胚胎生长使输卵管膨胀而产生一侧下腹部隐痛或胀痛。当发生输卵管妊娠流产或破裂时,突感一侧下腹部撕裂样疼痛,常伴有恶心、呕吐。内出血积聚在直肠子宫陷凹,刺激直肠产生肛门坠胀感,进行性加重。随着病情的发展,疼痛可扩展至整个下腹部,甚至引起胃部疼痛或肩部放射性疼痛。血液刺激横膈,可出现肩胛部放射痛。

3.阴道流血

多为不规则点滴状流血,量较月经少,色暗红,5%的患者阴道流血量较多。流血可发生在腹痛出现前,也可发生在其后。阴道流血表明胚胎受损或已死亡,导致HCG下降,卵巢黄体分泌的激素难以维持蜕膜生长而发生剥离出血。一般常在异位妊娠病灶去除后才能停止。也有无阴道流血者。

4.晕厥与休克

其发生与内出血的速度和量有关。出血越多、越快,症状出现越迅速、越严重。由于骤然内出血及剧烈腹痛,患者常感头晕眼花、恶心、呕吐、心慌,并出现面色苍白、四肢发冷甚至晕厥,诊治不及时将导致患者死亡。

(二)体征

1.一般情况

内出血较多者呈贫血貌。大量出血时脉搏细速、血压下降。体温一般正常,休克患者体温略低。病程长、腹腔内血液吸收时可有低热。如合并感染,则体温可升高。

2.腹部检查

一旦发生内出血,腹部多有明显压痛及反跳痛,尤以下腹患侧最为显著,但腹肌紧张较轻。腹部叩诊可有移动性浊音,内出血多时腹部丰满膨隆。

3.盆腔检查

阴道内可有来自宫腔的少许血液,宫颈着色可有可无,停经时间较长未发生内出血的患者子宫变软,但增大不明显,部分患者可触及膨胀的输卵管,伴有轻压痛。一旦发生内出血，宫颈有明显的举痛或摇摆痛，此为输卵管妊娠的主要体征之一，是因加重对腹膜的刺激所致。内出血多时后穹隆饱满触痛，子宫有漂浮感。血肿多位于子宫后侧方或直肠子宫陷凹处，其大小、形状、质地常有变化，边界可不清楚。病程较长时血肿与周围组织粘连形成包块，机化变硬，边界逐渐清楚，当包块较大、位置较高时，可在下腹部摸到压痛的肿块。

五、诊断要点

根据上述临床表现，有典型破裂症状和体征的患者诊断并不困难，无内出血或症状不典型者则容易被忽略或误诊。当诊断困难时，可采用以下辅助诊断方法。

(一)妊娠试验

β-HCG 测定是早期诊断异位妊娠的重要方法，动态监测血 HCG 的变化，对诊断或鉴别宫内或宫外妊娠价值较大。由于异位妊娠时，患者体内的 β-HCG 水平较宫内妊娠低，正常妊娠时血 β-HCG 的倍增在 48 小时上升 60％以上，而异位妊娠 48 小时上升＜50％。采用灵敏度较高的放射免疫法测定血 β-HCG，该试验可进行定量测定，对保守治疗的效果评价具有重要意义。

(二)超声诊断

超声诊断已成为诊断输卵管妊娠的重要方法之一。输卵管妊娠的声像特点：①子宫内不见妊娠囊，内膜增厚；②宫旁一侧可见边界不清、回声不均匀的混合性包块，有时可见宫旁包块内有妊娠囊、胚芽及原始血管搏动，为输卵管妊娠的直接证据；③直肠子宫陷凹处有积液。由于子宫内有时可见假妊娠囊，易误诊为宫内妊娠。

(三)阴道后穹隆穿刺术或腹腔穿刺术

阴道后穹隆穿刺术或腹腔穿刺术是简单可靠的诊断方法，适用于可疑有腹腔内出血的患者。由于直肠子宫陷凹是盆腔的最低点，少量出血即可积聚于此，当可疑有内出血时，可用穿刺针经阴道后穹隆抽吸直肠子宫陷凹，若抽出物为陈旧性血液或暗红色血液，放置 10 分钟左右仍不凝固，则内出血诊断较肯定。内出血量少、血肿位置较高、直肠子宫陷凹有粘连时，可能抽不出血，故穿刺阴性不能否定输卵管妊娠的存在。如有移动性浊音，亦可行腹腔穿刺术。

(四)腹腔镜检查

腹腔镜检查适用于早期病例及诊断困难者。大量内出血或休克患者禁用。近年来，腹腔镜在异位妊娠中的应用日益普及，不仅可用于诊断，而且可用于治疗。

(五)子宫内膜病理检查

目前很少依靠诊断性刮宫协助诊断,只是对阴道流血较多的患者用于止血,并借此排除宫内妊娠。病理切片中见到绒毛,可诊断为宫内妊娠,仅见蜕膜未见绒毛有助于诊断异位妊娠。

六、治疗方案

输卵管妊娠的治疗方法有手术治疗和非手术治疗。根据病情缓急,采取相应处理。内出血多而导致休克时,应进行快速备血、建立静脉通道、输血、吸氧等抗休克治疗,并立即进行手术。快速开腹后,迅速以卵圆钳钳夹患侧输卵管病灶,暂时控制出血,同时快速输血输液,纠正休克,清除腹腔积血后,视病变情况采取根治性或保守性手术方式。对于无内出血或仅有少量内出血、无休克、病情较轻的患者,可采用药物治疗或手术治疗。近年来,由于阴道超声检查、血β-HCG水平测定的广泛应用,80%的异位妊娠可以在未破裂前得到诊断,早期诊断给保守治疗创造了条件。因此,目前处理更多地趋向于保守性治疗,腹腔镜微创技术和药物治疗已成为输卵管妊娠治疗的主流。

(一)手术治疗

手术治疗是输卵管妊娠的主要治疗方法。如有休克,应在抗休克治疗的同时尽快手术,手术可开腹进行,也可在腹腔镜下进行。

1.根治性手术

对无生育要求的输卵管妊娠破裂者,可行患侧输卵管切除。开腹后迅速找到出血点,立刻钳夹止血,再进行患侧输卵管切除术,尽可能保留卵巢。腹腔镜下可以使用双极电凝、单极电凝及超声刀等切除输卵管。输卵管间质部妊娠手术应做子宫角部楔形切除及患侧输卵管切除,必要时切除子宫。

休克患者应尽量缩短手术时间。腹腔游离血多者可回收进行自体输血,但要求此类患者:①停经＜12 周,胎膜未破;②内出血＜24 小时;③血液未受污染;④镜检红细胞破坏率＜30%。回收血操作时应严格遵守无菌原则,如无自体输血设备,每 100 mL 血液加 3.8%枸橼酸钠10 mL(或肝素 600 U)抗凝,经 8 层纱布过滤后回输。为防止枸橼酸中毒,每回输 400 mL 血液,应补充 10%葡萄糖酸钙 10 mL。

2.保守性手术

主要用于未产妇及生育能力较低但又需保留其生育能力的妇女。包括:①年龄＜35 岁,无健康子女存活,或一侧输卵管已被切除者;②病情稳定,出血不急剧,休克已纠正者;③输卵管无明显炎症、粘连,无大范围输卵管损伤者。

手术仅清除妊娠物而保留输卵管。一般根据病变累及部位及其损伤程度选择术式,包括输卵管伞端妊娠物挤出术、输卵管切开妊娠物清除术、输卵管造口术及节段切除端端吻合输卵管成形术。①输卵管伞端妊娠物挤出术:伞部妊娠可挤压妊娠物自伞端排出,易导致持续性异位妊娠,应加以注意。②输卵管造口术:切开输卵管取出胚胎后缝合管壁,是一种最适合输卵管妊娠的保守性手术。适应证:患者有生育要求,生命体征平稳;输卵管的妊娠囊直径<6 cm;输卵管壶腹部妊娠者更适宜。禁忌证:输卵管妊娠破裂大出血,患者明显呈休克状态者。腹腔镜下可于局部注射稀释的垂体后叶素盐水或肾上腺素盐水,电凝切开的膨大部位,然后用电针切开输卵管 1 cm 左右,取出妊娠物,检查输卵管切开部位有无渗血,用双极电凝止血,切口可不缝合或仅缝合一针。③节段切除端端吻合输卵管成形术:峡部妊娠可切除病灶后再吻合输卵管,操作复杂,效果不明确,临床很少用。

输卵管妊娠行保守性手术者,若术中未完全清除囊胚或残留有存活的滋养细胞而继续生长,导致术后发生持续性异位妊娠风险增加,术后需 β-HCG 严密随访,可结合 B 超检查。治疗以及时给予甲氨蝶呤化学治疗(简称化疗)效果较好,如有腹腔大量内出血,需行手术探查。

(二)药物治疗

一些药物抑制滋养细胞,促使妊娠物最后吸收,避免手术及术后的并发症。

(1)适应证:①无药物治疗禁忌证;②患者生命体征平稳无明显内出血情况;③输卵管妊娠包块直径≤4 cm;④血 β-HCG<2 000 IU/L。输卵管妊娠保守性手术失败:输卵管开窗术等保守性手术后 4%~10%患者可能残留绒毛组织,异位妊娠持续存在,药物治疗可避免再次手术。

(2)禁忌证:患者如出现明显的腹痛已非早期病例,腹痛与异位包块的张力及出血对腹膜的刺激以及输卵管排异时的痉挛性收缩有关,常是输卵管妊娠破裂或流产的先兆;如 B 超已观察到有胎心,不宜药物治疗;有认为血 β-HCG<5 000 IU/L 均可选择药物治疗,但β-HCG 的水平反映了滋养细胞增殖的活跃程度,随其滴度升高,药物治疗失败率增加;严重肝肾疾病或凝血机制障碍为禁忌证。

(3)目前用于药物治疗异位妊娠主要适用于早期输卵管妊娠,要求保留生育能力的年轻患者。

甲氨蝶呤治疗:甲氨蝶呤为药物治疗首选。甲氨蝶呤口服:0.4 mg/kg,每天 1 次,5 天为1 个疗程。目前仅用于保守性手术治疗失败后持续性输卵管妊娠的辅助治疗。甲氨蝶呤肌内注射：单次给药，剂量为50 mg/m²，肌内注射1次，可不加用四氢叶酸，成功率达87%以上；分次给药，甲氨蝶呤0.4 mg/kg，肌内注射，每天1次，共5次。局部用药：局部注射具有用量小、疗效高、可提高局部组织的甲氨蝶呤浓度，有利于杀胚和促进胚体吸收等优点。①可采用在B超引导下穿刺，将甲氨蝶呤直接注入输卵管的妊娠囊内。②可在腹腔镜直视下穿刺输卵管妊娠囊，吸出部分囊液后，将甲氨蝶呤10～50 mg注入其中，适用于未破裂输卵管，血肿直径≤3 cm，血β-HCG≤2 000 IU/mL者。③宫腔镜直视下，经输卵管开口向间质部内注射甲氨蝶呤，甲氨蝶呤10～30 mg稀释于生理盐水2 mL中，经导管注入输卵管内。监测指标：用药后2周内，宜每隔3天复查β-HCG及B超。β-HCG呈下降趋势并3次阴性，症状缓解或消失，包块缩小为有效。若用药后1周β-HCG下降15%～25%、B超检查无变化，可考虑再次用药。β-HCG下降<15%，症状不缓解或反而加重，或有内出血，应考虑手术治疗。用药后5周，β-HCG也可为低值(<15 mIU/mL)，也有至用药15周以上血β-HCG才降至正常者，故用药2周后应每周复查β-HCG，直至降至正常范围。

甲氨蝶呤的药物效应：①反应性血β-HCG升高。用药后1～3天半数患者血β-HCG升高，4～7天时下降。②反应性腹痛。用药后1周左右，约半数患者出现一过性腹痛，多于4～12小时内缓解，可能为输卵管妊娠流产所致，应仔细鉴别，不要误认为是治疗失败。③约50%患者存在附件包块增大。④异位妊娠破裂。与血β-HCG水平无明显关系，应及时发现，及时手术。

甲氨蝶呤的药物不良反应：甲氨蝶呤全身用药不良反应发生率为10%～50%。主要表现为消化系统和造血系统不良反应，有胃炎、口腔炎、转氨酶升高、骨髓抑制等。多次给药不良反应高于单次给药，局部用药则极少出现上述反应。甲氨蝶呤对输卵管组织无伤害，治疗后输卵管通畅率达75%。

氟尿嘧啶治疗：氟尿嘧啶是对滋养细胞极为敏感的化疗药物。在体内转变成氟尿嘧啶脱氧核苷酸，抑制脱氧胸苷酸合成酶，阻止脱氧尿苷酸甲基化转变为脱氧胸苷酸，从而干扰DNA的生物合成，致使滋养细胞死亡。

局部注射给药途径同甲氨蝶呤，可经宫腔镜、腹腔镜或阴道超声引导注射，剂量为全身用药量的1/4或1/5，1次注射氟尿嘧啶250 mg。宫腔镜下行输卵管插管，注入氟尿嘧啶可使药物与滋养细胞直接接触，最大限度地发挥其杀胚胎作用。此外由于液压的机械作用，药液能有效地渗入输卵管壁和滋养层之间，促进滋养层的剥离，导致细胞坏死和胚胎死亡。氟尿嘧啶虽可杀死胚胎，但对输卵管的正常组织却无破坏作用，病灶吸收后可保持输卵管通畅。

其他药物治疗:①米非司酮为黄体期孕酮拮抗剂,可抑制滋养层发育,用法不一。口服 25～100 mg/d,共 3～8 天;或 1 次 25 mg,每天 2 次,总量 150 mg 或 200～600 mg 1 次服用。②局部注射前列腺素,尤其是前列腺素 $F_{2\alpha}$,能增加输卵管的蠕动及输卵管动脉痉挛,是一种溶黄体剂,使黄体产生的孕酮减少,可在腹腔镜下将前列腺素 $F_{2\alpha}$ 0.5～1.5 mg 注入输卵管妊娠部位和卵巢黄体部位治疗输卵管妊娠,如用量大或全身用药,易产生心血管不良反应。③氯化钾主要作用于心脏,可引起心脏收缩不全和胎儿死亡,可用于有胎心搏动的异位妊娠的治疗及宫内、宫外同时妊娠,保留宫内胎儿者。④高渗葡萄糖局部注射,引起局部组织脱水和滋养细胞坏死,进而使妊娠产物吸收。

此外,中医采用活血化瘀、消症杀胚药物,也有一定疗效。

(三)期待疗法

少数输卵管妊娠可能发生自然流产或溶解、吸收而自然消退,症状较轻无须手术或药物治疗。适应证:①无临床症状或症状轻微;②输卵管妊娠包块直径＜3 cm者;③血 β-HCG ＜1 000 IU/L,且持续下降者;④无腹腔内出血者。

无论药物治疗还是期待疗法,必须严格掌握指征,治疗期间密切注意临床表现、生命征,连续测定血β-HCG、B 超、血红蛋白含量和红细胞计数。如连续 2 次血 β-HCG 不下降或升高,不宜观察等待,应积极处理。个别病例血 β-HCG 很低时仍可能破裂,需警惕。

输卵管间质部妊娠、严重腹腔内出血、保守治疗效果不佳均应及早手术。手术治疗和非手术治疗均应注意合理使用抗生素。

(四)输卵管妊娠治疗后的生殖状态

1.生育史

既往有生育力低下或不孕史者,输卵管妊娠治疗后宫内妊娠率为 37%～42%,再次异位妊娠率增加 8%～18%。

2.对侧输卵管情况

对侧输卵管健康者,术后宫内妊娠率和再次异位妊娠率分别为 75%和 9%左右,对侧输卵管有粘连或损伤者为 41%～56%和 13%～20%。

3.开腹手术和腹腔镜手术

近年来大量研究表明,两者对异位妊娠的生殖状态没有影响。

4.输卵管切除与输卵管保留手术

行输卵管保守性手术后,存在持续性异位妊娠发生率者为5%～10%。

第四节　胎膜病变

胎膜由羊膜和绒毛膜组成。胎膜外层为绒毛膜，内层为羊膜，妊娠 14 周末，羊膜与绒毛膜相连封闭胚外体腔，羊膜腔占据整个宫腔，对胎儿起一定的保护作用。同时胎膜含类固醇激素代谢所需的多种酶，与类固醇激素的代谢有关。胎膜含大量花生四烯酸的磷脂，且含有能催化磷脂生成游离花生四烯酸的溶酶体，故胎膜在分娩发动上有一定作用。胎膜的病变与妊娠的结局有密切的关系。本节主要介绍胎膜早破和绒毛膜羊膜炎对妊娠的影响。

一、胎膜早破

胎膜早破是指胎膜破裂发生在临产前。胎膜早破可导致产妇、胎儿和新生儿的风险明显升高。胎膜早破是产科的难题。一般认为胎膜早破发生率为 10%，大部分发生在妊娠 37 周后，称足月胎膜早破，若发生在妊娠不满 37 周，称未足月胎膜早破，发生率为 2.0%。胎膜早破的妊娠结局与破膜时孕周有关。孕周越小，围生儿预后越差。常引起早产及母婴感染。

(一)病因

目前胎膜早破的病因尚不清楚，一般认为胎膜早破的病因与下述因素有关。

1.生殖道病原微生物上行感染

胎膜早破患者经腹羊膜腔穿刺，羊水细菌培养 28%～50%呈阳性，其微生物分离结果往往与宫颈内口分泌物培养结果相同，提示生殖道病原微生物上行感染是引起胎膜早破的主要原因之一。B 族溶血性链球菌、衣原体、淋病奈瑟菌、梅毒和解脲支原体感染不同程度与未足月胎膜早破的发生相关。但是妊娠期阴道内的致病菌并非都引起胎膜早破，其感染条件为菌量增加和局部防御能力低下。宫颈黏液中的溶菌酶、局部抗体等局部防御屏障抗菌能力下降，微生物附着于胎膜，趋化中性粒细胞，浸润于胎膜中的中性粒细胞脱颗粒，释放弹性蛋白酶，分解胶原蛋白成为碎片，使局部胎膜抗张能力下降，而致胎膜早破。

2.羊膜腔压力增高

双胎妊娠、羊水过多、过重的活动等使羊膜腔内压力长时间的增高，加上胎膜局部缺陷，如弹性降低、胶原减少，增加的压力作用于薄弱的胎膜处，引起胎膜早破。

3.胎膜受力不均

胎位异常、头盆不称等可使胎儿先露部不能与骨盆入口衔接，盆腔空虚致使前羊水囊所受压力不均，引起胎膜早破。

4.部分营养素缺乏

母血维生素C浓度降低者，胎膜早破发病率较正常孕妇增高近10倍。体外研究证明，在培养基中增加维生素C浓度，能降低胶原酶及其活性，而胶原是维持羊膜韧性的主要物质。铜元素缺乏能抑制胶原纤维与弹性硬蛋白的成熟。胎膜早破者常发现母、脐血清中铜元素降低。故维生素C、铜元素缺乏，使胎膜抗张能力下降，易引起胎膜早破。

5.宫颈病变

常因手术机械性扩张宫颈、产伤或先天性宫颈局部组织结构薄弱等，使宫颈内口括约功能破坏，宫颈内口松弛，前羊水囊易于楔入，使该处羊水囊受压不均，加之此处胎膜最接近阴道，缺乏宫颈黏液保护，常首先受到病原微生物感染，造成胎膜早破。

6.创伤

腹部受外力撞击或摔倒，阴道检查或性交时胎膜受外力作用，可发生破裂。

（二）临床表现

90%的患者突感较多液体从阴道流出，并有阵发性或持续性阴道流液，时多时少，无腹痛等其他产兆。肛门检查时触不到胎囊，如上推胎儿先露部时，见液体从阴道流出，有时可见到流出液中有胎脂或被胎粪污染，呈黄绿色。如并发明显羊膜腔感染，则阴道流出液体有臭味，并伴发热、母儿心率增快、子宫压痛、白细胞计数增高、C反应蛋白阳性等急性感染表现。隐匿性羊膜腔感染时，虽无明显发热，但常出现母儿心率增快。患者在流液后，常很快出现宫缩及宫口扩张。

（三）诊断

根据详细的病史并结合临床及专科检查可诊断胎膜早破。当根据临床表现诊断胎膜早破存在疑问时，可以结合一些辅助检查明确诊断。明确诊断胎膜早破后，还应进一步检查排除羊膜腔感染。

1.胎膜早破的诊断

(1)阴道窥器检查：见液体自宫颈流出或后穹隆较多的积液中见到胎脂样物质，是诊断胎膜早破的直接证据。

(2)阴道液pH测定：正常阴道液pH为4.5～5.5，羊水pH为7.0～7.5，如阴道液pH>6.5，提示胎膜早破可能性大。该方法诊断正确率可达90%。若阴道液被血、尿、精液及细菌性阴道病所致的大量白带污染,可产生假阳性。

(3)阴道液涂片检查:取阴道后穹隆积液置于干净玻片上,待其干燥后行镜检,显微镜下见到羊齿植物叶状结晶为羊水。其诊断正确率可达95%。如阴道液涂片用0.5%硫酸尼罗蓝染色,镜下可见橘黄色胎儿上皮细胞;若用苏丹Ⅲ染色,则见到黄色脂肪小粒可确定为羊水。

(4)羊膜镜检查:可以直视胎儿先露部,看不到前羊膜囊即可诊断为胎膜早破。

(5)胎儿纤维连接蛋白:胎儿纤维连接蛋白是胎膜分泌的细胞外基质蛋白。在诊断存在疑问时,这是一个有用和能明确诊断的试验。

(6)B超检查:可根据显露部位前羊水囊是否存在进行诊断,如消失,应高度怀疑有胎膜早破,此外,羊水逐天减少,破膜超过24小时者,最大羊水池深度往往<3 cm,可协助诊断胎膜早破。

2.羊膜腔感染的诊断

(1)临床表现:孕妇体温升高至37.8 ℃或38 ℃以上,脉率增快至100次/分或以上,胎心率增快至160次/分以上。子宫压痛,羊水有臭味,提示感染严重。

(2)经腹羊膜腔穿刺检查:在确诊未足月胎膜早破后,最好行羊膜穿刺,抽出羊水检查微生物感染情况,对选择治疗方法有意义。常用方法:①羊水细菌培养,是诊断羊膜腔感染的"金标准"。但该方法费时,难以快速诊断。②羊水白细胞介素-6测定,如羊水中白细胞介素-6 ≥7.9 ng/mL,提示急性绒毛膜羊膜炎。该方法诊断敏感性较高,且对预测新生儿并发症如肺炎、败血症等有帮助。③羊水涂片革兰染色检查,如找到细菌,则可诊断绒毛膜羊膜炎,该方法特异性较高,但敏感性较差。④羊水涂片计数白细胞,≥30个白细胞/毫升提示绒毛膜羊膜炎,该法诊断特异性较高。如羊水涂片革兰染色未找到细菌,而涂片白细胞计数增高,应警惕支原体、衣原体感染。⑤羊水葡萄糖定量检测,如羊水葡萄糖<10 mmol/L,提示绒毛膜羊膜炎。该方法常与上述其他指标同时检测,综合分析,以评价绒毛膜羊膜炎的可能性。

(3)胎儿生物物理评分:因为经腹羊膜腔穿刺较难多次反复进行,特别是合并羊水过少者,而期待治疗过程中需要动态监测羊膜腔感染的情况。临床研究表明,胎儿生物物理评分<7分(主要为无应激试验无反应型、胎儿呼吸运动消失)者,绒毛膜羊膜炎及新生儿感染性并发症的发病率明显增高,故有学者推荐动态监测胎儿生物物理评分,决定羊膜腔穿刺时机。

(四)对母儿的影响

1.对母体影响

(1)感染:破膜后,阴道病原微生物上行感染更容易、更迅速。随着胎膜早破潜伏期(指破膜到产程开始的间隔时间)延长,羊水细菌培养阳性率增高,且原来无明显临床症状的隐匿性绒毛膜羊膜炎常变成显性。除造成孕妇产前、产时感染外,胎膜早破还是产褥感染的常见原因。

(2)胎盘早剥:未足月胎膜早破可引起胎盘早剥,确切机制尚不清楚,可能与羊水减少有关。据报道,最大羊水池深度<1 cm,胎盘早剥发生率为12.3%;而最大池深度<2 cm,发生率仅为3.5%。

2.对胎儿影响

(1)早产儿:30%~40%的早产与胎膜早破有关。早产儿易发生新生儿呼吸窘迫综合征、胎儿及新生儿颅内出血、坏死性小肠炎等并发症,围生儿死亡率增加。

(2)感染:胎膜早破并发绒毛膜羊膜炎时,常引起胎儿及新生儿感染,表现为肺炎、败血症、颅内感染。

(3)脐带脱垂或受压:胎先露未衔接者,破膜后脐带脱垂的危险性增加;因破膜继发性羊水减少,使脐带受压,亦可致胎儿窘迫。

(4)胎肺发育不良及胎儿受压综合征:妊娠28周前胎膜早破保守治疗的患者中,新生儿尸解发现肺/体重比值减小、肺泡数目减少。活体X线检查显示小而充气良好的肺、钟形胸、横膈上抬到第7肋间。胎肺发育不良常引起气胸和持续肺高压,预后不良。破膜时孕龄越小,引发羊水过少越早,胎肺发育不良的发生率越高。如破膜潜伏期>4周,羊水过少程度重,可出现明显胎儿宫内受压,表现为铲形手、弓形腿、扁平鼻等。

(五)治疗

总体而言,对胎膜早破的处理已经从保守处理转为积极处理,准确评估孕周对处理至关重要。

1.发生在36周后的胎膜早破

观察12~24小时,80%的患者可自然临产。临产后观察体温、心率、宫缩、羊水流出量、性状及气味,必要时B超检查了解羊水量,胎儿电子监护进行宫缩应激试验,了解胎儿宫内情况。若羊水减少,且宫缩应激试验显示频繁变异减速,应考虑羊膜腔输液;如变异减速改善,产程进展顺利,则等待自然分娩。否则行剖宫产术。若未临产,但发现有明显羊膜腔感染体征,应立即使用抗生素,并终止妊娠。如检查正常，破膜后 12 小时，给予抗生素预防感染，破膜 24 小时仍未临产且无头盆不称，应引产。目前研究发现，静脉滴注缩宫素引产似乎最合适。

2.未足月胎膜早破治疗

未足月胎膜早破是胎膜早破的治疗难点，一方面要延长孕周减少新生儿因不成熟而产生的疾病与死亡；另一方面随着破膜后时间延长，不可避免地发生上行感染或原有的感染加重，发生严重感染并发症的危险性增加，同样可造成母儿预后不良。目前未足月胎膜早破的处理原则是若胎肺不成熟，无明显临床感染征象，无胎儿窘迫，行期待治疗；若胎肺成熟或有明显临床感染征象，则应立即终止妊娠；胎儿窘迫者，应针对宫内缺氧的原因进行治疗。

(1)期待治疗：密切观察孕妇体温、心率、宫缩、白细胞计数、C 反应蛋白等变化，以便及早发现患者的明显感染体征，及时治疗。避免不必要的肛门及阴道检查。①应用抗生素：未足月胎膜早破应用抗生素，能降低胎儿及新生儿肺炎、败血症及颅内出血的发生率；亦能大幅度减少绒毛膜羊膜炎及产后子宫内膜炎的发生；尤其是对羊水细菌培养阳性或阴道分泌物培养B族链球菌阳性者，效果最好。B族链球菌感染用青霉素；支原体或衣原体感染选择红霉素或罗红霉素。如感染的微生物不明确，可选用美国食品和药品监督管理局分类为 B 类的广谱抗生素，常用 β-内酰胺类抗生素。可间断给药，如开始给氨苄西林或头孢菌素类药物静脉滴注，48 小时后改为口服。若破膜后长时间不临产，且无明显临床感染征象，则停用抗生素，进入产程时继续用药。②应用子宫收缩抑制剂：对无继续妊娠禁忌证的患者，可考虑应用子宫收缩抑制剂预防早产。如无明显宫缩，可口服利托君；有宫缩者，静脉给药，待宫缩消失后，口服维持用药。③纠正羊水过少：若孕周小、羊水明显减少者，可进行羊膜腔输液补充羊水，以帮助胎肺发育；若产程中出现明显脐带受压表现(宫缩应激试验显示频繁变异减速)，羊膜腔输液可缓解脐带受压。④肾上腺糖皮质激素促胎肺成熟：妊娠 35 周前的胎膜早破，应给予倍他米松 12 mg 静脉滴注，每天1 次，共 2 次；或地塞米松 10 mg 静脉滴注，每天 1 次，共 2 次。

(2)终止妊娠：一旦胎肺成熟或发现明显临床感染征象，在抗感染的同时，应立即终止妊娠。胎位异常或宫颈不成熟、缩宫素引产不易成功者，应根据胎儿出生后存活的可能性，考虑剖宫产或更换引产方法。

3.<24 孕周的胎膜早破

这个孕周最适合的处理尚不清楚，治疗应个体化，患者及家人的要求应纳入考虑。若已临产，或合并胎盘早剥，或有临床证据显示母儿感染存在，这些都是积极处理的指征。有些父母要求积极处理是因为担心妊娠25～26周分娩的胎儿虽然有可能存活，但极可能发生严重的新生儿及远期并发症。

目前越来越多的人考虑进行期待治疗。但有报道指出，<24周新生儿的存活率低于50%，甚至在近年来的研究中，经过12个月的随访后，发育正常的新生儿低于40%。因此，对于<24周的未足月胎膜早破，对患者的咨询必须完全和谨慎。应让其明白在最好的监测下新生儿可能的预后：新生儿死亡率及发病率都相当高。

考虑到预后并不明确，对于<24周的早产胎膜早破，另一种处理方案已形成。即在首次住院72小时后，患者在家中观察，限制其活动，测量体温，每周报告产前评估及微生物/血液学检测结果。这种处理有待随机试验评估，但考虑到经济及心理因素，这种处理很显然是合适的。

4.发生在24～31孕周的胎膜早破

在这个孕周，胎儿最大的风险仍是不成熟，这种风险比隐性宫内感染患者分娩产生的好处更为重要。因此，期待治疗是这个孕周最好的建议。

在这个孕周，特别对于胎肺不成熟的患者，使用羊膜腔穿刺检查诊断是否存在隐性羊膜腔感染存在争议。在某些情况下，特别是存在绒毛膜羊膜炎隐性体征时，如低热、白细胞计数升高和C反应蛋白增加等，可以考虑羊膜腔穿刺。

一项评估26～31周未足月胎膜早破患者72小时后在家中及医院治疗的对比随机研究指出，在家中处理是一项可采纳的安全方法，考虑到新生儿及患者的结局，这种处理明显减少患者住院费用。Hoffmann等指出，这种形式更适合1周内无临床感染迹象、B超提示有足量羊水的患者。我们期待类似的大样本随机研究结果，决定这个孕周未足月胎膜早破的合适处理。

在24～31周未足月胎膜早破的产前处理中，应与父母探讨如果保守处理不合适时可能的分娩方式。结果发现，正在出现一种值得注意的临床实践趋势。Amon等以围产学会成员的名义发表的一项调查显示，特别是胎儿存活率不高的孕周，在1986－1992年分娩的妇女中，孕24～28周因胎儿指征剖宫产率增加了2倍。然而，Sanchez-Ramos等在1986－1990年研究指出，极低体重婴儿分娩的剖宫产率从55%降低至40%（$P<0.05$），新生儿的死亡率并没有改变，低Apgar评分的发生率、脐带血气值、脑室出血的发生率或新生儿在重症监护室治疗的平均时间也没有改变。Weiner特别研究32周前的臀先露病例，得出结论：剖宫产通过减少脑室出血的发生率而减少围生儿的死亡率。Olofsson等证实了

这个观点。

客观地说，低出生体重婴儿经阴道分娩是合理的选择，若存在典型的产科指征，借助剖宫产可能拯救<32周臀先露的婴儿。

5.发生于31～33孕周的胎膜早破

该孕周分娩的新生儿存活率超过95%。因此，不成熟的风险和新生儿败血症的风险一样。尽管这个时期用羊膜腔穿刺检查似乎比较合理，但对其价值仍未充分评估。在未足月胎膜早破妇女中行羊膜腔穿刺获取羊水的成功率为45%～97%，即使成功获取羊水，但由于诊断隐性宫内感染缺乏标准，使我们难以解释革兰染色、羊水微生物培养、白细胞酯酶测定及气相色谱分析的结果。Fish对6个关于应用培养或革兰染色涂片诊断羊水感染研究的综合论述指出，这些检查诊断宫内感染的敏感率为55%～100%，特异性为76%～100%。羊水感染的定义在评价诊断试验对亚临床宫内感染诊断的敏感性及特异性时特别重要，例如，如果微生物存在即诊断宫内感染，羊水革兰染色及培养诊断的敏感性为100%；如果将新生儿因败血症死亡作为终点，诊断宫内感染的敏感性将明显减低，这将漏诊很多重要疾病。Fish用绒毛膜炎组织病理学证据定义感染，但Ohlsson及Wang怀疑这一点，他们接受临床绒毛膜羊膜炎及它的缺点；Dudley等用新生儿败血症（怀疑或证实）定义感染；而Vintzileos等联合临床绒毛膜羊膜炎及新生儿败血症（怀疑或证实）定义感染。

Dudley等指出，在这个孕周羊膜腔穿刺所获得的标本中，58%的病例胎肺不成熟。这一结果和显示胎肺成熟率为50%～60%的其他研究相一致。考虑到早产胎膜早破新生儿呼吸窘迫问题，胎肺成熟测试阳性预测值为68%，阴性预测值为79%。特殊情况如隐性感染但胎肺未成熟及胎肺已成熟但羊水无感染状况缺乏足够评估，因而无法决定正确的处理选择。

如果无法成功获取足够的羊水，处理必须依据有固有缺陷的临床指标结果，并联合精确性差的C反应蛋白及血常规等血液参数评估感染是否存在。虽然Yeast等发现没有证据显示羊膜腔穿刺引起临产，但这种操作并不是完全无并发症的，在回答患者及家人咨询时，这种情况必须说明。特别是在这个孕周，羊膜腔穿刺在患者处理中的作用有待评估。在将其列为常规处理选择前，最好先进行大样本前瞻性随机试验。

6.发生在34～36周的胎膜早破

虽然在这个孕周仍普遍采用期待疗法，但正如Olofsson等关于瑞典对未足月胎膜早破的产科实践的综合论述中提出的，很多人更愿意引产。这个孕周引产失败的可能性比足月者大，但至今对其尚未进行充分评估。

应该明确宫内感染、胎盘早剥或胎儿窘迫都是积极处理的指征。

（六）预防

1.妊娠期尽早治疗下生殖道感染

及时治疗滴虫阴道炎、淋病奈瑟菌感染、宫颈沙眼衣原体感染、细菌性阴道病等。

2.注意营养平衡

适量补充铜元素或维生素 C。

3.避免腹压突然增加

特别对先露部高浮、子宫膨胀过度者，应予以足够休息，避免腹压突然增加。

4.治疗宫颈内口松弛

可于妊娠 14～16 周行宫颈环扎术。

二、绒毛膜羊膜炎

胎膜的炎症是一种宫内感染的表现，常伴有胎膜早破和分娩延长。当显微镜下发现单核细胞及多核细胞浸润绒毛时，称为绒毛膜羊膜炎。如果单核细胞及多核细胞在羊水中发现时，即为羊膜炎。脐带的炎症称为脐带炎，胎盘感染称为胎盘绒毛炎。绒毛膜羊膜炎是宫内感染的主要表现，是导致胎膜早破和/或早产的主要原因，同时与胎儿和新生儿的损伤和死亡密切有关。

（一）病因

研究证实阴道和/或宫颈部位的细菌通过完整或破裂的胎膜上行感染羊膜腔是导致绒毛膜羊膜炎的主要原因。多年前已经发现阴道直肠的 B 族链球菌与宫内感染密切相关。妊娠期直肠和肛门菌群异常可以导致阴道和宫颈部位菌群异常。妊娠期尿路感染可以产生异常的阴道病原体，从而引起宫内感染，这种现象在未治疗的与 B 族链球菌相关无症状性菌尿病患者中得到证实。细菌性阴道病被认为与早产、胎膜早破、绒毛膜羊膜炎，以及长期的胎膜破裂、胎膜牙周炎、A 型或 O 型血、酗酒、贫血、肥胖等有关。

宫颈功能不全导致宿主的防御功能下降，从而为上行感染创造条件。

（二）对母儿的影响

1.对孕妇的影响

20 世纪 70 年代，宫内感染是产妇死亡的主要原因。到 20 世纪 90 年代，由于感染的严重并发症十分罕见，由宫内感染导致的孕产妇死亡率明显下降。但由宫内感染导致的并发症仍较普遍，因为宫内感染可以导致晚期流产和胎儿宫内死亡。胎膜早破与宫内感染密切相关。目前宫内感染已公认是早产的主要原因。宫内感染还可导致难产并导致产褥感染。

2.对胎儿、婴儿的影响

宫内感染对胎儿和新生儿的影响远较对孕产妇的影响大。胎儿感染是宫内感染的最后阶段。胎儿炎症反应综合征是指胎儿微生物入侵或其他损伤导致的一系列炎症反应，继而发展为多器官衰竭、中毒性休克和死亡。另外胎儿感染或炎症的远期影响还包括脑瘫、肺支气管发育不良，围生儿死亡的并发症明显增加。

(三)临床表现

绒毛膜羊膜炎的临床症状和体征主要包括：①产时母亲发热，体温>37.8 ℃；②母亲明显的心跳过速(>120 次/分)；③胎心过速(>160 次/分)；④羊水或阴道分泌物有脓性或有恶臭味；⑤子宫体触痛；⑥母亲白细胞计数增多(全血白细胞计数为 15×10^9～18×10^9/L)。

在以上标准中，产时母亲发热是最常见和最重要的指标，但是必须排除其他原因，包括脱水或同时有尿路和其他器官系统的感染。白细胞计数升高非常重要，但是作为单独指标诊断意义不大。

体检非常重要，可以发现未表现出症状和体征的绒毛膜羊膜炎，患者可能发现的体征包括：①发热；②心动过速(>120 次/分)；③低血压；④出冷汗；⑤皮肤湿冷；⑥子宫体触痛；⑦阴道分泌物异常或恶臭。

另外还有胎心过速(160～180 次/分)，超声检查生物物理评分低于正常。超声检查羊水的透声异常可能也有一定的诊断价值。

(四)诊断

根据临床症状及体征诊断并不困难。但常需采用下列辅助检查，估计羊水量及羊水过多的原因。在产时，绒毛膜羊膜炎的诊断通常以临床标准作为依据，尤其是足月妊娠时。

1.羊水或生殖泌尿系统液体的细菌培养

对寻找病原体可能是有诊断价值的方法。有学者提出获取宫颈液培养时可能会增加早期羊水感染的危险性，无论此时胎膜有否破裂。隐性绒毛膜羊膜炎被认为是早产的重要诱因。

2.羊水、母血、母尿或综合多项试验检查

无症状的早产或胎膜早破的产妇需要进行一些检查来排除有无隐性绒毛膜羊膜炎。临床医师往往进行一些实验室检查(羊水、母血、母尿或综合多项试验检查)来诊断是否有隐性或显性的羊膜炎或绒毛膜羊膜炎的存在。

3.羊水或生殖泌尿系统液体的实验室检查

(1)通过羊膜穿刺获得的羊水,可进行白细胞计数、革兰染色、pH 测定、葡萄糖定量,以及内毒素、乳铁蛋白、细胞因子(如白细胞介素-6)等的测定。

(2)羊水或血液中的细胞因子定量测定通常包括白细胞介素-6、肿瘤坏死因子、白细胞介素-1及白细胞介素-8。尽管在文献中白细胞介素-6 是最常被提及的,但目前尚无一致的意见能表明哪种细胞因子具有最高的敏感性或特异性,以及阳性或阴性的预测性。脐带血或羊水中白细胞介素-6 水平的升高与婴儿有长期的神经系统损伤有关。这些都不是常规的实验室检查,在社区医院中也没有这些辅助检查。

(3)聚合酶链反应作为一种辅助检查得到了迅速发展。它被用来检测羊水中或其他体液中的微生物如人类免疫缺陷病毒、巨细胞病毒、单纯疱疹病毒、细小病毒、弓形体及细菌 DNA。聚合酶链反应检测法被用来诊断由病原体引起的羊水感染,但只有大学或学院机构才能提供此类检测方法。

(4)羊膜穿刺术可引起胎膜早破。正因为如此,有人提出检测宫颈阴道分泌物来诊断绒毛膜羊膜炎。可能提示有宫颈或绒毛膜感染存在的宫颈阴道分泌物含有胎儿纤维连接蛋白、胰岛素样生长因子粘连蛋白-1及唾液酶。羊膜炎与白细胞介素-6 水平、胎儿纤维连接蛋白有密切关系。然而,孕中期胎儿纤维连接蛋白的测定与分娩时的急性胎盘炎无关。羊水的蛋白组织学检测能诊断宫内炎症和/或宫内感染,并预测继发的新生儿败血症。

(5)产前过筛检查表明:B 族链球菌增生可增加发生绒毛膜羊膜炎的风险,而产时抗生素的应用能减少新生儿 B 族链球菌感染的发生率。在产时应用快速 B 族链球菌检测能较其他试验发现更多处于高危状态的新生儿。近年来更多来自欧洲的报道也提到了 B 族链球菌检测和产时化学药物预防疗法的效果,但同时也提出聚合酶链反应检测如何能更好改进B 族链球菌检测的建议。

4.母血检测

(1)当产妇有发热时,白细胞计数或母血中 C 反应蛋白的水平用来预测绒毛膜羊膜包括炎的发生。但不同的报道支持或反对以 C 反应蛋白水平来诊断绒毛膜羊膜炎。但 C 反应蛋白水平较外周血白细胞计数能更好地预测绒毛膜羊膜炎,尤其是如果产妇应用了皮质醇激素类药物,可能会导致其外周血中的白细胞计数增高。

(2)另一些学者提示母血中的 α_1 水解蛋白酶抑制复合物能较 C 反应蛋白或白细胞计数更好地预测羊水中的粒细胞计数,因此,其较 C 反应蛋白或白细胞计数能更好地预测羊水感染。事实上，羊水中白细胞计数增多和较低的葡萄糖定量就高度提示绒毛膜羊膜炎的发生，在这种情况下，也是最有价值的信息。分析母体血清中的白细胞介素-6 或铁蛋白水平也是有助于诊断的，因为这些因子水平的增高也和母体或新生儿感染有关。在母体血清中的白细胞介素-6 水平较 C 反应蛋白可能更有预测价值。母血中的 α_1 水解蛋白酶抑制复合物、细胞因子及铁蛋白没有作为广泛应用的急性绒毛膜羊膜炎标志物。

(五)治疗

主要包括两部分的内容，第一部分是对于怀疑绒毛膜羊膜炎孕妇的干预和防止胎儿的感染；第二部分是包括对绒毛膜羊膜炎的病因、诊断方法，以及可疑孕妇分娩的胎儿及时和适合的治疗。

1.孕妇治疗

一旦绒毛膜羊膜炎诊断明确，应该即刻终止妊娠。一旦出现胎儿窘迫，应紧急终止妊娠。目前建议在没有获得病原体培养结果前，可以给予广谱抗生素或依据经验给予抗生治疗，可以明显降低孕产妇和新生儿的死亡率。

早产和胎膜早破的处理：早产或胎膜早破的孕妇即使没有绒毛膜羊膜炎的症状和体征，建议给予预防性应用抗生素治疗，对于＜36 周早产或胎膜早破的孕妇，明确应预防性应用抗生素。足月分娩的孕妇有 B 族链球菌感染风险时，应预防性应用抗生素。一些产科医师发现在 32 周后应用糖皮质激素在促胎儿肺成熟的作用有限。而应用糖皮质激素是否会增加胎儿感染的风险性，现在还没有明确的依据。

2.新生儿的治疗

儿科医师与产科医师之间信息的交流对于及时发现新生儿感染非常有意义。及时和早期发现母亲的绒毛膜羊膜炎可有效降低新生儿的患病率和死亡率。

第五节　胎儿畸形

胎儿畸形指出生前胎儿期形成的各种异常，包括形态结构和功能方面的异常。形态结构的异常主要有 3 种：①先天畸形，指由于胚胎内部有异常而不能正常发育所致的结构缺陷。②先天变形,指胚胎内部无异常,本来可以发育成正常的胎儿,由于外界有不正常压力压迫胎儿造成的结构改变。③羊膜破裂序列征,指原来已经正常发育好的组织又受到了宫内的损坏。本节主要介绍的是胎儿先天畸形,其发生的原因很多,主要与遗传、环境、食物、药物、微生物感染、母儿血型不合等有关。在围生儿死亡中胎儿畸形占第一位。

一、染色体异常综合征

(一)21-三体综合征

21-三体综合征即先天愚型,是人类最常见的一种染色体病,也是人类第1个被确诊的染色体病。自1866年由英国医师 Langdom Down 首次对此病作出过临床描述,故称唐氏综合征。1959年法国 Lejeune 首先发现此病是由于多了一条21号染色体,故称21-三体综合征。1965年 Yunis 用放射自显影及染色体显带技术确定,这条额外的染色体根据大小应是第22号染色体,但考虑到临床上21-三体这一名称已习为所用,因此在1971年的巴黎会议决定仍沿用21-三体这一名称,但在 Denver 体制的排号配对中,第21、22号排序颠倒一下,即将较小的一对算作第21号,排在22号前面,而较大的22号排在后面。该病发生的主要原因是由于父母的生殖细胞减数分裂时染色体不分离。其发生也与母亲的年龄、射线接触、病毒感染、服用致畸药物及遗传因素等有关(表7-2、表7-3)。

表7-2 21-三体综合征的主要特征

发病情况	症状	出现频率
发病率		1/800～1/600 新生儿
一般情况	男女均可发病,寿命长短不一。如无严重的心脏畸形,可活至成年。成活者有患白血病的倾向	
精神、神经	严重智力低下,智商最低<25	100%
	肌张力低下	100%
头部	小头畸形	50%
	枕骨扁平	53%～82%
	秃发	极为常见
	发际低	80%
颈部	皮肤赘生褶	80%
面部	戏剧性表情(无意识的做鬼脸)	90%
眼	眼距宽、外眼角上斜	80%
	内眦赘皮	50%

续表

发病情况	症状	出现频率
鼻	鼻根地平	90%
口	伸舌(有时流涎,特别是婴幼儿)	100%
	上颌发育差,腭弓高、短而窄	95%
心脏	各种先天性心脏病(常见室间隔缺损)	50%
手	手短而宽	60%
脚	第1和第2趾间距宽	65%

表 7-3 母亲年龄与 21-三体综合征发生率的关系

母亲年龄(岁)	21 三体综合征发生率
<25	1∶1 800
25~29	1∶1 500
30~34	1∶800
35~39	1∶250
40~44	1∶100
>45	1∶50
平均	1∶650

此病男性患者无生育能力,50%为隐睾。女性患者偶有生育能力,所生子女1/2将发病,故须注意加强优生指导。另外,该病患者免疫球蛋白E较低,易发生呼吸道感染等,死亡率高。已经证明超氧化物歧化酶-1基因位于第21号染色体上,而此病患者的超氧化物歧化酶要比正常人高(1.45∶1)。故认为此酶的增高与21-三体患者的痴呆症状有关。

目前,该病的诊断必须依靠产前胎儿细胞或产后新生儿染色体核型分析才能够确定诊断。由于该病仍无法治疗,所以应依靠及时、准确的产前筛查,以尽早终止妊娠而减少该病患儿的出生。

近年来,对21-三体综合征的产前筛查一直受到学者的重视,使得该领域的进展很快。从最初的孕妇年龄筛查发展到母体血清标志物筛查和超声筛查;从羊膜腔穿刺检查发展到早期绒毛膜活体组织检查和非创伤性母血中直接分离胎儿细胞;从胎儿细胞的染色体核型分析发展到现在可用荧光原位杂交技术来诊断胎儿细胞的染色体异常。

妊娠早期,21-三体综合征与胎儿颈后透明层厚度增高(B超测定)和孕妇血清 HCG 升高，以及妊娠相关蛋白有关。胎儿颈后透明层厚度已被单独结合另外两项血清标志物（结合试验）应用于其他筛查报告中。尽管这两项的血清标志物筛查试验的可靠性很高，但胎儿颈后透明层厚度检查的可靠性是不确定的，这种不确定性导致妊娠早、中期筛查试验是否完善存在争论。

妊娠中期筛查 21-三体综合征，在过去的几十年当中已被广泛采用，即根据就诊孕妇的不同血清标志物，再结合孕妇年龄得出该孕妇妊娠 21-三体综合征胎儿的危险度。怀有患病胎儿时，孕妇血清中甲胎蛋白和游离雌三醇降低，而 HCG 升高。测定该 3 种标志物的浓度，再结合年龄，组成了被广泛使用的 3 项试验。在通常的试验情况下，大约 5%或更多已接受筛查试验的孕妇，需做羊水穿刺以保证 60%～80%患病的胎儿被查出。大部分筛查试验为阴性的孕妇的胎儿是正常的，但假阳性结果仍然引起一定的恐慌。但通过联合筛查试验，这样的孕妇人数大为降低了，故其被认为是较为可行的一种方法。

21-三体综合征的产前筛查是一种造福社会与家庭的事情，与肿瘤等疾病的早期筛查相比，明显的经济与高效。

（二）18-三体综合征

该病于 1960 年被首先报道，发生率占新生儿的 0.3%，女：男为 3：1，多数在胚胎期流产。该病的发生一般认为是由于母亲卵子减数分裂发生不分离所致，与母亲年龄、遗传、射线及病毒感染等有关。

1.诊断要点

（1）临床表现：生长发育迟缓、眼裂狭小、耳畸形低位、小颌、胸骨短小、骨盆小、船形足，手呈特殊指交叉握拳状，即拇指紧贴掌心，3、4 指紧贴手掌，2、5 指压于其上，肌张力高，90%有先天性心脏病，以室间隔缺损及动脉导管未闭多见。25%的患者表现为有通贯手。

（2）染色体诊断同上。

（3）行超声检查以明确诊断。

2.治疗

90%以上在胚胎早期自然流产而淘汰，除极少数患儿存活较长时间外，一般患儿于出生后仅存活 2 个月左右。肺炎、心脏畸形及多种其他畸形是导致患儿死亡的主要原因。产前诊断一旦确立，应征求孕妇及家属的意见进行引产。

二、单基因异常综合征

单基因异常综合征即单基因畸形综合征，临床可根据染色体结构改变并结合家族分析进行诊断，这里对可能造成分娩困难的 X 连锁脑积水综合征（家族性脑积水)进行简单介绍,X 连锁脑积水综合征为 X 连锁隐性遗传病,因大脑导水管狭窄造成脑室内、外有大量脑脊液(500～3 000 mL)蓄积于颅腔内,致颅腔体积增大,颅缝明显变宽,囟门显著增大。

(一)诊断要点

(1)若为头先露,在耻骨联合上方触到宽大、骨质薄软、有弹性的头。胎头大于胎体并高浮,胎头跨耻征阳性。阴道检查可见盆腔空虚,胎先露部过高,颅缝宽,囟门大且紧张,颅骨软而薄,触之有如乒乓球的感觉。

(2)辅助检查:B 超在孕 20 周后,若脑室率(中线至侧脑室侧壁距离/中线致颅骨内缘距离)＞0.5,应考虑脑积水的存在。胎头周径明显大于腹周径,颅内大部分被液性暗区占据,中线漂动。

(二)处理

应主要考虑母亲安全,若为头先露,确诊后应引产。宫口开大 3 cm 行穿颅术,放出脑脊液。

三、多基因异常

神经管缺陷为在胚胎发育早期(妊娠 21～28 天),由于受到某些致畸因子的作用,使神经管不闭合所出现的一系列先天畸形。主要包括无脑儿、脑膜或脑膨出、脊柱裂。无脑儿生下后即死亡,而脊柱裂根据病变的部位及程度可存活。神经管缺陷是国内最高发的先天畸形,全国发生率为 2.7‰,许多发达国家神经管缺陷发生率平均在 1‰左右。神经管缺陷主要为多基因遗传病,发病与环境关系密切,在我国北方 7 省中神经管缺陷发生率为 7‰,最高发生地为山西省。本病女胎多见,有人认为与 HCG 不足或胚胎受体细胞对 HCG 不敏感有关。现研究认为,妊娠早期多种维生素及叶酸或维生素 B_{12} 的缺乏,以及高热或接触高温、桑拿浴等都与本病发生有关。本病可以在妊娠中期做母血清甲胎蛋白测定,并辅以B 超诊断,必要进行羊水穿刺做甲胎蛋白及乙酰胆碱酯酶的测定。甲胎蛋白是糖蛋白,由胎儿肝脏及卵黄囊合成,其产生在胎儿中具有时间规律,在母体中也有相似的规律。一般妊娠 16 周就可以从母血中检测到,32 周达高峰,以后逐渐降低。胚胎发育到 23～25 天前、后神经孔相继封闭,形成一个不与外周相通的神经管,如未能正常闭合,则形成开放性神经管畸形如无脑儿、脊柱裂等。当胎儿存在这类畸形时,脑脊液中的甲胎蛋白可直接进入羊水,造成羊水甲胎蛋白水平显著升高。胎儿期神经尚未分化成熟,可溶性胆碱酯酶进入脑脊液较成人多,故通过检测此酶,也可诊断神经管缺陷,并且其准确性较甲胎蛋白更高。

(一)无脑儿

无脑儿是先天畸形胎儿中最常见的一种,女胎比男胎多4倍。

1.诊断要点

(1)临床表现:特殊外观为无颅盖骨,双眼突出,颈短,若伴羊水过多常早产,否则为过期产。分两种类型,一种是脑组织变性坏死突出颅外,另一种类型是脑组织未发育。

(2)体征:腹部检查时,感觉胎头较小。肛门检查和阴道检查时,可扪及凹凸不平的颅底部。

(3)辅助检查:如上所述,孕母血清标志物甲胎蛋白、HCG等结合B超多可确诊。超声可在孕10周对无脑儿作出诊断。

(4)鉴别诊断:应与面先露、小头畸形、脑脊膜膨出相区别。大的脑脊膜膨出常伴有大面积颅骨缺损。孕14周后B超探查见不到圆形颅骨光环,头端有不规则瘤结。也可行X线检查,无颅盖骨即可确诊。

2.处理

无脑儿无存活可能,一经确诊应引产,分娩多无困难,偶尔因头小不能充分扩张软产道而致胎肩娩出困难,需耐心等待。如伴有脑脊膜膨出造成分娩困难,可行毁胎术或穿颅。

(二)脊柱裂

脊柱裂属脊椎管部分未完全闭合的状态。胎儿脊柱在孕8～9周开始骨化,骨化过程若椎体两半不融合,则形成脊椎裂,多发生在胸腰段,孕18周是发现的最好时机,20周后表现明显,B超可见脊柱间距变宽或形成角度呈V或W形,脊柱短小、不规则弯曲、不完整。严重者应终止妊娠。

四、其他

如环境、药物、微生物感染等所致的畸形,本节不进行介绍。

第六节 巨大胎儿

巨大胎儿国内外尚无统一的标准,有多种不同的域值标准,如3.8 kg、4 kg、4.5 kg、5.0 kg。1991年,美国妇产科医师学会提出新生儿出生体重≥4 500 g者为巨大胎儿，我国以≥4 000 g为巨大胎儿。生活水平的提高，加之对孕期营养的重视，巨大胎儿的出生率越来越高。上海市普陀区1989年巨大胎儿的发生率为5.05%，1999年增加到8.62%。有学者报道山东地区1995—1999年巨大胎儿发生率为7.46%。Stotland等报道美国1995—1999年巨大胎儿发生率为13.6%。20世纪90年代比70年代的巨大胎儿增加1倍。若产道、产力及胎位均正常，仅表现为胎儿巨大，即可出现头盆不称而发生分娩困难，如肩难产。

一、高危因素

巨大胎儿是多种因素综合作用的结果，很难用单一的因素解释。临床资料表明仅有40%的巨大胎儿存在各种高危因素，其他60%的巨大胎儿无明显的高危因素存在。根据Williams产科学的描述，巨大胎儿常见的发生因素有糖尿病、父母肥胖(尤其是母亲肥胖)、经产妇、过期妊娠、孕妇年龄、男胎、前一胎为巨大胎儿、种族和环境等。

(一)孕妇糖尿病

孕妇糖尿病包括妊娠合并糖尿病和妊娠糖尿病，甚至糖耐量受损，巨大胎儿的发病率明显升高。在胎盘功能正常的情况下，孕妇血糖升高，通过胎盘进入胎儿血循环，使胎儿的血糖浓度升高，刺激胎儿胰岛β细胞增生，导致胎儿胰岛素分泌反应性升高，进而引发胎儿高糖血症和高胰岛素血症，促进糖原、脂肪和蛋白质合成，使胎儿脂肪堆积、脏器增大、体重增加，故胎儿巨大。糖尿病孕妇巨大胎儿的发病率可达26%，而正常孕妇中巨大胎儿的发生率仅为5%。但是，并不是所有糖尿病孕妇的巨大胎儿的发病率都升高。当糖尿病合并妊娠的White分级在B级以上时，由于胎盘血管的硬化、胎盘功能降低，反而使胎儿生长受限的发病率升高。

(二)孕前肥胖及孕期体重增加过快

当孕前体重指数>30 kg/m^2、孕期营养过剩、孕期体重增加过快时，巨大胎儿发生率均明显升高。有学者对588例体重>113.4 kg及588例体重<90.7 kg妇女的妊娠并发症进行比较，发现前者的妊娠糖尿病、巨大胎儿及肩难产的发病率分别为10%、24%和5%，明显高于后者的0.7%、7%和0.6%。当孕妇体重>136 kg时，巨大胎儿的发生率高达30%。可见孕妇肥胖与妊娠糖尿病、巨大胎儿和肩难产等均有密切的相关性。这可能与能量摄入大于能量消耗导致孕妇和胎儿内分泌代谢平衡失调有关。

(三)经产妇

有资料报道胎儿体重随分娩次数增加而增加，妊娠5次以上者胎儿平均体重增加 80～120 g。

(四)过期妊娠

与巨大胎儿有明显的相关性。孕晚期是胎儿生长发育最快的时期,过期妊娠而胎盘功能正常者,子宫胎盘血供良好,持续供给胎儿营养物质和氧气,胎儿不断生长,以致孕期越长,胎儿体重越大,过期妊娠巨大胎儿的发生率是足月儿的 3～7 倍,肩难产的发生率比足月儿增加 2 倍。有学者报道>41 周巨大胎儿的发生率是 33.3%。也有学者报道孕 40～42 周时,巨大胎儿的发生率是 20%,而孕 42～42 周末时发生率升高到 43%。

(五)孕妇年龄

高龄孕妇并发肥胖和糖尿病的机会增多,因此分娩巨大胎儿的可能性增大。Stotland 等报道孕妇30～39 岁巨大胎儿发生率最高,为 15.3%;而 20 岁以下发生率最低,为 8.4%。

(六)上胎巨大胎儿

曾经分娩过超过 4 000 g 新生儿的妇女与无此病史的妇女相比,再次分娩超过 4 500 g 新生儿的概率增加 5～10 倍。

(七)羊水过多

巨大胎儿往往与羊水过多同时存在,两者的因果关系尚不清楚。

(八)遗传因素

遗传基因是决定胎儿生长的前提条件,它控制细胞的生长和组织分化。但详细机制还不清楚。遗传因素包括胎儿性别、种族及民族等。在所有有关巨大胎儿的资料中都有男性胎儿发生率增加的报道,通常占 60%～65%。这是因为在妊娠晚期的每一孕周男性胎儿的体重比相应的女性胎儿重 150 g。身材高大的父母其子女为巨大胎儿的发生率高;不同种族、不同民族巨大胎儿的发生率各不相同。有学者报道排除其他因素的影响,原为加拿大民族的巨大胎儿发生率明显高于加拿大籍的外民族人群的发生率。也有学者报道美国白种人巨大胎儿发生率为 16%,而非白种人(包括黑色人种、西班牙裔和亚裔)为 11%。

(九)环境因素

高原地区由于空气中氧分压低,巨大胎儿的发生率较平原地区低。

二、对母儿的影响

分娩困难是巨大胎儿主要的并发症。由于胎儿体积的增大,胎头和胎肩是分娩困难的主要部位。难产率明显增高,带来母儿的一系列并发症。

(一)对母体的影响

有学者报道新生儿体重＞3 500 g,母体并发症开始增加,且随出生体重增加而增加,在新生儿体重为4 000 g时,肩难产和剖宫产率明显增加,4 500 g时再次增加。其他并发症增加缓慢而平稳(图 7-5)。

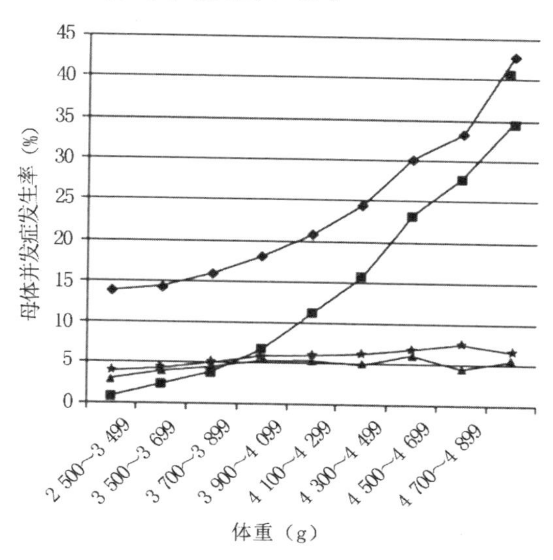

图 7-5　母体并发症与胎儿出生体重的关系

剖宫产　肩难产　绒毛膜羊膜炎　产后出血

1.产程延长或停滞

由于巨大胎儿的胎头较大,造成孕妇的骨盆相对狭窄,头盆不称的发生率增加。在胎头双顶径较大者,直至临产后胎头始终不入盆,若胎头搁置在骨盆入口平面以上,称为骑跨征阳性,表现为第一产程延长;若双顶径相对小于胸腹径,胎头下降受阻,易发生活跃期延长、停滞或第二产程延长。由于产程延长易导致继发性宫缩乏力;同时巨大胎儿的子宫容积较大,子宫肌纤维的张力较高,肌纤维的过度牵拉,易发生原发性宫缩乏力;宫缩乏力反过来又导致胎位异常、产程延长。巨大胎儿双肩径大于双顶径,尤其是糖尿病孕妇的胎儿,若经阴道分娩,易发生肩难产。

2.手术产发生率增加

巨大胎儿头盆不称的发生率增加,容易产程异常,因此手术产概率增加,剖宫产率增加。

3.软产道损伤

由于胎儿大,胎儿通过软产道时可造成宫颈、阴道、会阴裂伤,严重者可裂至阴道穹隆、子宫下段甚至盆壁,形成腹膜后血肿或阔韧带内血肿。如果梗阻性难产未及时发现和处理,可以导致子宫破裂。

4.尾骨骨折

由于胎儿大、胎头硬,当通过骨盆出口时,为克服阻力或阴道助产时,可能发生尾骨骨折。

5.产后出血及感染

巨大胎儿子宫肌纤维过度牵拉,易发生产后宫缩乏力,或因软产道损伤引起产后出血,甚至出血性休克。上述各种因素造成产褥感染率增加。

6.生殖道瘘

由于产程长甚至滞产,胎儿头长时间压于阴道前壁、膀胱、尿道和耻骨联合之间,导致局部组织缺血坏死形成尿瘘,或直肠受压坏死形成粪瘘;或因手术助产直接损伤所致。

7.盆腔器官脱垂

产后可因分娩时盆底组织过度伸长或裂伤,发生子宫脱垂或阴道前、后壁膨出。

(二)对新生儿的影响

1.新生儿产伤

巨大胎儿肩难产率增高,据统计肩难产的发生率为0.15%～0.60%,体重≥4 000 g巨大胎儿肩难产的发生率为3%～12%,≥4 500 g者肩难产的发生率为8.4%～22.6%。有学者报道当出生体重>4 000 g,肩难产发生率为13%。加上巨大胎儿手术产发生率增加,新生儿产伤发生率高。如导致新生儿臂丛神经损伤及麻痹、颅内出血、锁骨骨折、胸锁乳突肌血肿等。

2.胎儿窘迫、新生儿窒息

胎头娩出后胎肩以下部分嵌顿在阴道内,胎儿不能自主呼吸,导致胎儿窘迫、新生儿窒息,如脐带停止搏动或胎盘早剥,可引起死胎。

三、诊断

(一)病史及临床表现

多有巨大胎儿分娩史、糖尿病史。产次较多的经产妇,在妊娠后期出现呼吸困难,自觉腹部沉重及两肋部胀痛。

(二)腹部检查

视诊腹部明显膨隆,宫高>35 cm。触诊胎体大,先露部高浮,胎心正常但位置稍高,当子宫高加腹围≥140 cm时,巨大胎儿的可能性较大。

(三)B超检查

胎头双顶径长98～100 mm,股骨长78～80 mm,腹围>330 mm,应考虑巨大胎儿,同时排除双胎、羊水过多及胎儿畸形。

四、处理

(一)妊娠期

检查发现胎儿大或既往分娩巨大胎儿者,应检查孕妇有无糖尿病。若为糖尿病孕妇,应积极治疗,必要时予以胰岛素治疗控制胎儿的体重增长,并于妊娠36周后,根据胎儿成熟度、胎盘功能检查及糖尿病控制情况,择期引产或剖宫产。不管是否存在妊娠糖尿病,有巨大胎儿可能的孕妇均要进行营养咨询,以合理调节膳食结构,每天摄入的总能量以8 790～9 210 kJ(2 100～2 200 kcal)为宜,适当降低脂肪的摄入量。同时适当的运动可以降低巨大胎儿的发病率。

(二)分娩期

估计非糖尿病孕妇胎儿体重≥4 500 g,糖尿病孕妇胎儿体重≥4 000 g,即使骨盆正常,为防止母儿产时损伤应行剖宫产。临产后,不宜试产过久。若产程延长,估计胎儿体重>4 500 g,胎头停滞在中骨盆,也应剖宫产。若胎头双顶径已达坐骨棘下3 cm,宫口已开全者,应做较大的会阴后侧切开,予以产钳助产,同时做好处理肩难产的准备工作。分娩后应行宫颈及阴道检查,了解有无软产道损伤,并预防产后出血。若胎儿已死,行穿颅术或碎胎术。

(三)新生儿处理

新生儿应预防低血糖发生,生后1～2小时开始喂糖水,及早开奶;积极治疗高胆红素血症,多选用蓝光治疗;新生儿易发生低钙血症,多用10%葡萄糖酸钙1 mL/kg加入葡萄糖液中静脉滴注补充钙剂。

第七节 胎儿窘迫

胎儿在宫内有缺氧征象危及胎儿健康和生命者,称为胎儿窘迫。胎儿窘迫是一种由于胎儿缺氧而表现的呼吸、循环功能不全综合征,是当前剖宫产的主要适应证之一。胎儿窘迫主要发生在临产过程中,以第一产程末及第二产程多见,也可发生在妊娠后期。发病率各家报道不一,一般为10.0%～20.5%。产前及产时胎儿窘迫是围生儿死亡的主要原因。

一、病因

通过子宫胎盘循环,母体将氧输送给胎儿,CO_2 从胎儿排入母体,在输送交换过程中某一环节出现障碍,均可引起胎儿窘迫。

(一)母体血氧含量不足

如产妇患严重心肺疾病或心肺功能不全、妊娠期高血压疾病、高热、重度贫血、失血性休克、仰卧位低血压综合征等,均使母体血氧含量降低,影响对胎儿的供氧。导致胎儿缺氧的母体因素有:①微小动脉供血不足。如妊娠期高血压疾病等。②红细胞携氧量不足。如重度贫血、一氧化碳中毒等。③急性失血。如前置胎盘、胎盘早剥等。④各种原因引起的休克与急性感染发热。⑤子宫胎盘血运受阻。急产或不协调性宫缩乏力等,缩宫素使用不当引起过强宫缩;产程延长,特别是第二产程延长;子宫过度膨胀,如羊水过多和多胎妊娠;胎膜早破等。

(二)胎盘、脐带因素

脐带和胎盘是母体与胎儿间氧及营养物质的输送传递通道,其功能障碍必然影响胎儿获得所需氧及营养物质。常见胎盘功能低下有妊娠期高血压疾病、慢性肾炎、过期妊娠、胎盘发育障碍(过小或过大)、胎盘形状异常(膜状胎盘、轮廓胎盘等)和胎盘感染、胎盘早剥等。常见脐带血运受阻有脐带脱垂、脐带绕颈、脐带打结引起母儿间循环受阻。

(三)胎儿因素

严重的心血管疾病、呼吸系统疾病、胎儿畸形、母儿血型不合、胎儿宫内感染、颅内出血、颅脑损伤等。

二、病理生理

胎儿血氧降低、CO_2 蓄积出现呼吸性酸中毒。初期通过自主神经反射,兴奋交感神经,肾上腺儿茶酚胺及皮质醇分泌增多,血压上升及心率加快。若继续缺氧,则转为兴奋迷走神经,胎心率减慢。缺氧继续发展,刺激肾上腺分泌增加,再次兴奋交感神经,胎心由慢变快,说明胎儿已处于代偿功能极限,提示病情严重。无氧糖酵解增加,导致丙酮酸、乳酸等有机酸增加,转为代谢性酸中毒,胎儿血pH下降,细胞膜通透性加大,胎儿血钾增加,胎儿在宫内呼吸运动加强,导致混有胎粪的羊水吸入,出生后延续为新生儿窒息及吸入性肺炎。肠蠕动亢进,肛门括约肌松弛，胎粪得以排出。若在孕期慢性缺氧情况下，可出现胎儿发育及营养不正常，形成胎儿宫内发育迟缓，临产后易发生进一步缺氧。

三、临床表现

根据胎儿窘迫发生速度可分为慢性胎儿窘迫及急性胎儿窘迫两类。

（一）慢性胎儿窘迫

多发生在妊娠末期，往往延续至临产并加重。其原因多为孕妇全身性疾病或妊娠期疾病引起胎盘功能不全或胎儿因素所致。临床上除可发现母体存在引起胎盘供血不足的疾病外，还发生胎儿宫内发育受限。孕妇体重、宫高、腹围持续不长或增长很慢。

（二）急性胎儿窘迫

主要发生在分娩期，多因脐带因素（如脐带脱垂、脐带绕颈、脐带打结）、胎盘早剥、宫缩强且持续时间长及产妇低血压、休克引起。

四、诊断

根据病史、胎动变化及有关检查可以作出诊断。

五、辅助检查

（一）胎心率变化

胎心率是了解胎儿是否正常的一个重要标志，胎心率的改变是急性胎儿窘迫最明显的临床征象。①胎心率＞160 次/分，尤其是＞180 次/分，为胎儿缺氧的初期表现（孕妇心率不快的情况下）；②随后胎心率减慢，胎心率＜120 次/分，尤其是＜100 次/分，为胎儿危险征象；③胎心监护仪图像出现以下变化，应诊断为胎儿窘迫：出现频繁的晚期减速，多为胎盘功能不良，重度可变减速的出现，多为脐带血运受阻的表现，若同时伴有晚期减速，表示胎儿缺氧严重，情况紧急。

（二）胎动计数

胎动减少是胎儿窘迫的一个重要指标，每天监测胎动可预知胎儿的安危。妊娠近足月时，胎动＞20 次/24 小时。胎动消失后，胎心在 24 小时内也会消失。急性胎儿窘迫初期，表现为胎动过频，继而转弱及次数减少，直至消失，应予以重视。

（三）胎心监护

首先进行无应激试验，无应激试验无反应型需进一步行宫缩应激试验或缩宫素激惹试验，宫缩应激试验或缩宫素激惹试验阳性高度提示存在胎儿宫内窘迫。

(四)胎儿脐动脉血流速度波形测定

胎儿脐动脉血流速度波形测定是一项胎盘功能试验,对怀疑有慢性胎儿窘迫者可进行此项监测。通过测定收缩期最大血流速度与舒张末期血流速度的比值表示胎儿胎盘循环的阻力情况,反映胎盘的血流灌注。脐动脉舒张期血流缺失或倒置,提示胎儿严重胎儿窘迫,应该立即终止妊娠。

(五)胎盘功能检查

测定血浆雌三醇测定并动态连续观察,若急骤减少 30%~40%,表示胎儿胎盘功能减退,胎儿可能存在慢性缺氧。

(六)生物物理象监测

在无应激试验监测的基础上应用 B 超仪监测胎动、胎儿呼吸、胎儿张力及羊水量,综合评分了解胎儿在宫内的安危状况。Manning 评分 10 分为正常;≤8 分可能有缺氧;≤6 分可疑有缺氧;≤4 分可有缺氧;≤2 分为缺氧。

(七)羊水胎粪污染

胎儿缺氧,兴奋迷走神经,肠蠕动亢进,肛门括约肌松弛,胎粪排入羊水中,羊水呈绿色、黄绿色、浑浊棕黄色,即对应羊水Ⅰ度、Ⅱ度、Ⅲ度污染。破膜可直接观察羊水性状及粪染程度。未破膜经羊膜镜窥检,透过胎膜了解羊水性状。羊水Ⅰ度污染无肯定的临床意义;羊水Ⅱ度污染,胎心音好者,应密切监测胎心,不一定是胎儿窘迫;羊水Ⅲ度污染,应及早结束分娩。

(八)胎儿头皮血气测定

头皮血气测定应在电子胎心监护异常的基础上进行。头皮血 pH 为 7.20~7.24,提示为病理前期,可能存在胎儿窘迫,应立即进行宫内复苏,间隔 15 分钟复查血气值;pH 为 7.15~7.19,提示胎儿酸中毒及窘迫,应立即复查,如 pH 仍≤7.19,除外母体酸中毒后,应在 1 小时内结束分娩;pH<7.15 是严重胎儿窘迫的危险信号,须迅速结束分娩。

六、鉴别诊断

对于胎儿窘迫,主要是综合考虑判断是否确实存在胎儿窘迫。

七、治疗

(一)慢性胎儿窘迫

应针对病因处理,视孕周、有无胎儿畸形、胎儿成熟度和窘迫的严重程度决定处理。

(1)定期做产前检查者,估计胎儿情况尚可,应嘱孕妇取侧卧位减少下腔静脉受压，增加回心血流量，使胎盘灌注量增加，改善胎盘血供应，延长孕周数。每天吸氧提高母血氧分压；静脉注射50%葡萄糖40 mL加维生素C 2 g，每天2次；根据情况做无应激试验检查；每天胎动计数。

(2)情况难以改善：接近足月妊娠，估计在娩出后胎儿生存机会极大者，为减少宫缩对胎儿的影响，可考虑行剖宫产。如胎肺尚未成熟，可在分娩前48小时静脉注射地塞米松10 mg促进胎儿肺泡表面活性物质的合成，预防呼吸窘迫综合征的发生。如果孕周小，胎儿娩出后生存可能性小，将情况向家属说明，做到知情选择。

(二)急性胎儿窘迫

(1)若宫内窘迫达严重阶段，必须尽快结束分娩，其指征是：①胎心率低于120次/分或高于180次/分，伴羊水Ⅱ～Ⅲ度污染；②羊水Ⅲ度污染，B超显示羊水池<2 cm；③持续胎心缓慢达100次/分以下；④胎心监护反复出现晚期减速或出现重度可变减速，胎心60次/分以下持续60秒以上；⑤胎心图基线变异消失伴晚期减速。

(2)积极寻找原因并排除，如心力衰竭、呼吸困难、贫血、脐带脱垂等。改变体位，采取左侧或右侧卧位，以改变胎儿脐带的关系，增加子宫胎盘灌注量。①持续吸氧提高母体血氧含量，以提高胎儿的氧分压。静脉注射50%葡萄糖40 mL加维生素C 2 g。②宫颈尚未完全扩张，胎儿窘迫情况不严重者，可给予吸氧、左侧卧位，观察10分钟，若胎心率变为正常，可继续观察。若因使用缩宫素宫缩过强造成胎心率异常减缓者，应立即停止静脉滴注或用抑制宫缩的药物，继续观察是否能转为正常。若无显效，应行剖宫产术。施术前做好新生儿窒息的抢救准备。③宫口开全，胎先露已达坐骨棘平面以下3 cm，吸氧同时尽快助产经阴道娩出胎儿。

异常分娩

第一节　产力异常

一、概述

分娩的核心是胎头下降，本质是头盆适应性，动力是与其相适应的协调产力。产力受胎儿、产道和产妇精神心理因素的制约。产力以子宫收缩力为主，子宫收缩力贯穿于分娩全过程，具有节律性、对称性及极性，以及缩复作用，可推动胎先露下降，促进子宫颈口扩张。分娩过程中，子宫收缩的节律性、对称性及极性，以及缩复作用不正常（不协调性宫缩）；或强度、频率有改变，与胎头下降程度（胎头通过骨盆各平面）和分娩阻力不相适应、与头盆关系不相适应、与母胎分娩负荷耐受不相适应，称子宫收缩力异常，简称产力异常。子宫收缩力异常包括子宫收缩乏力（简称宫缩乏力）和子宫收缩过强（简称宫缩过强），每类又分为协调性子宫收缩和不协调性子宫收缩。

子宫发育不良、子宫畸形、子宫肌瘤等均能引起宫缩异常。子宫壁过度膨胀，大剂量使用镇静剂、镇痛剂及麻醉药，可以使宫缩受到抑制。产妇精神心理因素可以直接影响产力，对分娩有顾虑的产妇，往往在分娩早期即出现产力异常为原发性宫缩乏力；头盆不称和胎位异常的产妇常出现继发性宫缩乏力。不协调性宫缩及与胎头下降程度不相适应的过强、过频宫缩，影响子宫-胎盘-胎儿单位血液供应，使胎儿缺氧，导致胎儿窘迫或新生儿窒息。

二、临床表现及诊断

（一）宫缩乏力

1.协调性宫缩乏力

即低张性宫缩乏力。子宫收缩具有正常的节律性、对称性及极性，以及缩复作用，但收缩力弱，对胎儿影响不大，常导致产程延缓甚至停滞。可为原发性或继发性协调性宫缩乏力。

2.不协调性宫缩乏力

即高张性宫缩乏力。宫缩失去正常的节律性、对称性及极性，以及缩复作用，不能使胎先露下降和宫口扩张，属无效宫缩，并且宫缩间歇期子宫壁也不完全松弛。多为骨盆入口平面头盆不称导致的原发性不协调性宫缩乏力。导致产妇持续性腹痛、烦躁不安、过度消耗、精神疲乏；影响子宫-胎盘-胎儿单位血液供应，使胎儿缺氧，导致胎儿窘迫或新生儿窒息。

产程中子宫收缩乏力增加产后出血风险。

（二）宫缩过强

（1）协调性宫缩过强：子宫收缩具有正常的节律性、对称性及极性，以及缩复作用，但收缩力过强。若无头盆不称，可导致产程缩短，甚至出现急产（总产程＜3 小时），可能造成子宫颈、阴道及会阴撕裂伤，来不及接产可致感染、新生儿坠落伤；若伴头盆不称、胎位异常或瘢痕子宫，可发生病理性缩复环、血尿，甚至发生子宫破裂。

（2）不协调性宫缩过强。①子宫痉挛性狭窄环：指因产妇紧张疲劳、不恰当阴道操作，以及胎膜早破并胎头高浮、头盆不称等不适当使用宫缩剂，导致子宫壁局部肌肉呈痉挛性不协调性收缩，形成环状狭窄，且持续不放松。狭窄环可发生在子宫体任何部分、子宫颈，常见于子宫体与下段交界处、胎体狭窄部如胎颈部。产妇出现持续性腹痛、烦躁不安，子宫颈扩张缓慢、胎先露下降停滞，胎盘嵌顿，阴道检查可能触及较硬而无弹性的狭窄环。子宫痉挛性狭窄环与病理性缩复环不同，特点是不随宫缩上升。②强直性宫缩：由于不适当应用缩宫素，导致子宫持续性强直性收缩，宫缩间歇期短或无间歇。可出现病理性缩复环、血尿等先兆子宫破裂征象。产妇烦躁不安，持续性腹痛、高张拒按，胎位触不清甚至胎心听不清。

（3）宫缩过强、过频影响子宫-胎盘-胎儿单位血液循环，易发生胎儿窘迫甚至胎死宫内、新生儿窒息甚至死亡、新生儿颅内出血。

三、处理

（一）原发性宫缩乏力

在胎头通过骨盆入口平面过程中，进入产程或潜伏期发生原发性宫缩乏力，通过加强胎儿监护、四步触诊判断胎头入盆情况及胎头跨耻征、阴道检查判断头盆关系，在排除胎儿窘迫及明显头盆不称基础上，必要时给予上述检查以明确诊断。

1.镇静治疗性休息

哌替啶 100 mg 肌内注射。3～4 小时以后,可用地西泮 10 mg 缓慢静脉注射(2～3 分钟),软化子宫颈、缓解子宫颈水肿,促进宫口扩张。

2.人工破膜,缩宫素催产

宫口扩张≥3 cm,可于宫缩间隙期人工破膜,观察羊水性状,检查排除脐带脱垂,听胎心,平卧或侧卧待产;排除胎儿窘迫及明显头盆不称后,给予缩宫素催产。12～18 小时产程无进展,试产失败。胎膜早破、胎头高浮者,经 4～6 小时规律宫缩产程无进展,宜以剖宫产结束分娩。

(二)继发性宫缩乏力

临产后出现继发性宫缩乏力,加强胎儿监护排除胎儿窘迫的同时,积极阴道检查排除头盆不称及胎头下降梗阻。

(1)在胎头通过骨盆入口平面及宫口开全双顶径通过坐骨棘平面过程中,无头盆不称及胎头下降梗阻表现,若出现继发宫缩乏力,可静脉点滴缩宫素加强产力,尤其适用于需要阴道助产时。

(2)胎头在通过中骨盆平面过程中出现继发性宫缩乏力,加强胎儿监护排除胎儿窘迫的同时,积极阴道检查排除头盆不称及胎头下降梗阻。观察产程进展,出现活跃期停滞,积极以剖宫产结束分娩;胎头下降延缓甚至停滞、第二产程延缓,双顶径阻于坐骨棘以上(骨先露 S＜＋3)不下降或下降不明显,出现头盆不称、胎头下降梗阻表现,积极以剖宫产结束分娩。

(三)宫缩过强

(1)有急产史的孕妇,分娩前产前检查应注意胎头入盆情况,提前住院待产;临产后提前做好接产及新生儿复苏准备。若属未消毒的接产,应给予抗生素预防感染;若急产来不及消毒及新生儿坠地,应及时请新生儿专业医师给予相应处理,预防颅内出血,必要时尽早预防破伤风。

(2)临产后慎用宫缩药物及其他促进宫缩的产科处理,避免不必要的阴道操作,产后仔细检查子宫颈、阴道、外阴,若有撕裂应及时缝合。

(3)一旦发生持续性宫缩过强,停止阴道操作及停用缩宫素等;吸氧;给予宫缩抑制剂,如 25%硫酸镁 20 mL 加入 25%葡萄糖液 20 mL 内缓慢静脉注射(不少于 5 分钟);若无胎儿窘迫征象,给予镇静剂如哌替啶 100 mg 肌内注射(4 小时内胎儿不能娩出者)。若持续性宫缩过强不缓解,宫口未开全、胎先露高,或梗阻性分娩,或伴有胎儿窘迫征象,均应立即行剖宫产术;若异常宫缩缓解,正常宫缩恢复，在加强胎儿监护基础上，可等待自然分娩或适时行阴道助产。若胎死宫内，可用乙醚吸入麻醉，待宫口开全，行阴道分娩，必要时毁胎；若仍不能缓解强直性宫缩，为避免子宫破裂，可行剖宫产术。

四、注意事项

与胎头下降通过骨盆各平面相适应的协调产力是分娩动力，不相适应的不协调产力是异常分娩表现。临产后慎用宫缩药物及其他促进宫缩的产科处理，避免不必要的阴道操作和产程干预。及时识别不相适应的不协调产力，积极查找原因，排除头盆不称及胎头下降梗阻，在加强胎儿监护的基础上，做出正确处理。

第二节 产道异常

产道包括骨产道（骨盆腔）及软产道（子宫下段、子宫颈、阴道、外阴及骨盆底软组织），是胎儿自然娩出的通道。产道异常可使胎儿娩出受阻，临床上以骨产道异常多见。

一、骨产道异常

（一）概述

骨产道即真骨盆，其大小、形态、轴线与分娩密切相关。骨盆腔上大下小，根据大小变化理论上划分为3个界面，即骨盆入口平面、中骨盆平面及骨盆出口平面。骨盆入口平面是骨盆腔最大平面，呈横椭圆形；中骨盆平面是骨盆腔最狭窄平面，呈纵椭圆形；不在同一平面有共同底边的前后两个三角形组成的骨盆出口平面是骨盆腔的最低部分。

骨产道异常包括骨盆腔径线过短或形态异常。丧失正常形态及对称性的骨盆称为畸形骨盆。盆腔径线过短或形态异常，致使骨盆腔容积小于胎先露能够通过的限度，阻碍胎先露下降，影响产程正常进度，称为狭窄骨盆。可以为一条径线过短或多个径线同时过短，也可以为一个平面狭窄或多个平面同时狭窄，需结合整个骨盆腔大小与形态进行综合分析，作出正确判断。

（二）临床表现及诊断

1.骨盆入口平面狭窄

骨盆入口平面狭窄以扁平骨盆最常见，表现为入口平面前后径过短，内骨盆检查常表现为骶岬前突，也可表现为骶骨平直。临床分 3 级：Ⅰ级为临界性狭窄，骶耻外径 18 cm，入口前后径 10 cm，绝大多数可以经阴道分娩；Ⅱ级为相对性狭窄，骶耻外径 16.5～17.5 cm，入口前后径 8.5～9.5 cm，需经头位试产判断胎头能否衔接；Ⅲ级为绝对性狭窄，骶耻外径≤16.0 cm，入口前后径≤8.0 cm，胎头不能入盆，必须以剖宫产终止妊娠或结束分娩。

骨盆入口平面狭窄临床表现常为悬垂腹、胎先露异常、胎头浮动、胎膜早破甚至脐带脱垂、胎头跨耻征阳性；头位试产可能出现头位胎位异常、宫缩乏力、潜伏期延长，最终表现为胎头衔接受阻；骨盆入口平面狭窄头位试产过程中应及时识别骨盆入口平面梗阻性难产表现，如病理性缩复环、血尿，入口平面严重头位胎位异常，如不均倾位、高直位、面先露等。

2.中骨盆及骨盆出口平面狭窄

中骨盆平面临床测量比较困难，中骨盆平面狭窄常延续至骨盆出口平面，与骨盆出口平面狭窄相伴行，常表现为漏斗骨盆。骨盆入口各径线值可正常，坐骨棘间径及中骨盆后矢状径狭窄，坐骨结节间径及出口后矢状径狭窄。内骨盆检查发现坐骨棘突出、内聚，骶骨平直，骶棘韧带容受小于两横指；骶结节韧带坚韧缩短，骶尾关节不活动甚至融合前突，耻骨弓角度<90°。临床分 3 级：Ⅰ级临界性狭窄，坐骨棘间径 10 cm，坐骨结节间径 7.5 cm，坐骨结节间径与出口后矢状径之和≥15 cm；Ⅱ级相对性狭窄，坐骨棘间径 8.5～9.5 cm，坐骨结节间径 6.0～7.0 cm，坐骨结节间径与出口后矢状径之和为 12～14 cm；Ⅲ级绝对性狭窄，坐骨棘间径≤8.0 cm，坐骨结节间径≤5.5 cm，坐骨结节间径与出口后矢状径之和≤11 cm。

中骨盆及骨盆出口平面狭窄临床表现为胎头下降至中骨盆，胎头下降、内旋转受阻，形成持续性枕横位或枕后位，双顶径可能被阻于坐骨棘平面。常出现继发性宫缩乏力；产程表现为活跃期停滞及第二产程胎头下降延缓甚至停滞，第二产程延缓；胎心监测、人工破膜可能发现胎儿窘迫；阴道检查发现胎方位异常（非枕前位）、胎头受压、产瘤、颅缝重叠、胎头拉长变形、头盆间隙紧、宫缩时胎头无明显下降等头盆不称甚至胎头下降梗阻表现。甚至发生胎儿颅内出血。

3.骨盆 3 个平面狭窄

骨盆外形属女型骨盆，但骨盆入口、中骨盆及骨盆出口平面均狭窄，每个平面径线均小于正常值 2 cm 或更多，称为均小骨盆。多见于身材矮小、体形匀称的妇女。孕妇身高<145 cm 应警惕均小骨盆。

4.畸形骨盆

骨盆失去正常形态及对称性称畸形骨盆，如骨软化症骨盆、偏斜骨盆、骨盆损伤等。可表现为孕妇体形、步态异常，脊柱及髋关节畸形等。

(三)狭窄骨盆分娩时的处理

骨盆腔上大下小，中骨盆平面是骨盆最狭窄平面，骨盆出口平面是产道的最低部分。临产前应明确狭窄骨盆类别和程度，了解胎位、胎儿大小、破膜与否，结合年龄、产次、既往分娩史，对头盆适应性作出充分评价，决定能否进行头位试产。入口平面头盆适应性允许通过充分头位试产进行评价，中骨盆及出口平面头盆适应性可通过慎重试产进行评价。中骨盆及骨盆出口平面狭窄以剖宫产较为安全。

1.骨盆入口平面狭窄的处理

临产前胎头仍未入盆，除常规测量骨盆出口径线及骨盆内测量外，应做骨盆各平面外测量。若骨盆入口平面绝对狭窄，骨盆入口平面狭窄合并严重头位胎位异常如胎头过度仰伸(面先露)、非头位胎先露如臀先露及肩先露，宜以剖宫产终止妊娠；骨盆入口平面相对狭窄，若无明显骨盆入口平面头盆不称表现(如悬垂腹、胎头浮动、胎膜早破、胎头跨耻征阳性等)，正常足月胎儿允许通过充分头位试产评价入口平面头盆适应性，在一定试产时间内，评价胎头能否下降入盆衔接、头盆关系是否良好。

入口平面头位充分试产过程中，应及时识别骨盆入口平面梗阻性难产表现如病理性缩复环、血尿，入口平面严重头位胎位异常如不均倾位、高直位、面先露等，及时以剖宫产结束分娩。出现宫缩乏力、潜伏期延长时，通过胎儿监护、四步触诊判断胎头入盆情况、胎头跨耻征及阴道检查判断头盆关系。在排除胎儿窘迫及明显头盆不称基础上，必要时给予以下治疗。

(1)镇静治疗性休息：哌替啶 100 mg 肌内注射。

(2)人工破膜，缩宫素催产：12～18 小时产程无进展，则表示试产失败。胎膜早破、胎头高浮者，经 4～6 小时规律宫缩产程无进展，宜以剖宫产结束分娩。

2.中骨盆及骨盆出口平面狭窄的处理

中骨盆平面是骨盆最狭窄平面，骨盆出口平面是产道的最低部分，应于临产前对胎儿大小、头盆适应性作出充分评价，决定中骨盆及骨盆出口平面狭窄能否进行慎重头位试产来评价中骨盆及出口平面头盆适应性。中骨盆平面狭窄，出口横径过短，耻骨弓角度变锐，耻骨弓下三角空隙不能利用，胎头向后移，可利用出口后三角空隙娩出。临床上出口横径与出口后矢状径之和≥15 cm，足月胎儿

<3 000 g，多数可经阴道分娩。

若产程进展顺利，宫口开全，无胎头下降梗阻表现，胎头双顶径达坐骨棘水平或更低，可经阴道徒手旋转胎头为枕前位，等待自然分娩，或行产钳或胎头吸引术助产，可用缩宫素催产，应做较大的会阴切开，以免会阴严重撕裂。

若产程进展延缓，通过胎儿监护、必要时人工破膜及阴道检查，在排除胎儿窘迫及明显头盆不称基础上，可继续试产；若出现继发性宫缩乏力，活跃期停滞及第二产程胎头下降延缓甚至停滞、第二产程延缓，或阴道检查发现胎方位异常(非枕前位)、胎头受压、产瘤、颅缝重叠、胎头拉长变形、头盆间隙紧、宫缩时胎头无明显下降等头盆不称甚至胎头下降梗阻表现，若胎头双顶径未达坐骨棘水平或出现胎儿窘迫征象，应及时行剖宫产结束分娩。

若骨盆出口横径与出口后矢状径之和<15 cm，足月胎儿不易经阴道分娩，应行剖宫产终止妊娠。中骨盆及骨盆出口平面狭窄头位试产中应慎重，骨盆及骨盆出口平面狭窄以剖宫产较为安全。

3.骨盆3个平面狭窄的处理

主要是均小骨盆，参照骨盆入口平面狭窄、中骨盆及出口平面狭窄处理原则。若估计胎儿较大，有明显头盆不称表现，应及时以剖宫产术终止妊娠或结束分娩。若估计胎儿不大，胎位正常，头盆相称，可以头位试产。

4.畸形骨盆的处理

根据畸形骨盆种类、狭窄程度，胎儿大小等情况具体分析。畸形严重、明显头盆不称者，应及时以剖宫产终止妊娠。

二、软产道异常

软产道是由子宫下段、子宫颈、阴道、外阴及骨盆底软组织构成的弯曲管道。软产道异常包括先天发育异常及后天疾病。应于第一次产前检查和分娩前详细了解病史和体格检查，了解软产道异常情况，判断其对妊娠和分娩的影响。

(一)外阴异常

高龄初产妇会阴坚韧、外阴水肿、外阴阴道瘢痕、外阴阴道严重静脉曲张等，可能影响会阴阴道扩张，可做会阴切开以预防会阴阴道撕裂伤。若会阴阴道扩张明显受限，胎头娩出时可能造成严重会阴阴道撕裂伤，应行剖宫产终止妊娠。

(二)阴道异常

(1)阴道横隔影响胎先露部下降。若横隔位置高且坚厚，应行剖宫产终止妊娠。若横隔被胎先露撑薄，可在直视下自横隔小孔处将横隔做X形切开，分娩结束切除残隔，用可吸收线间断或连续锁边缝合残端。

(2)阴道纵隔若伴有双子宫、双子宫颈,位于一侧子宫内的胎儿下降通过该侧阴道分娩,纵隔被推向对侧,分娩多无阻碍。若阴道纵隔发生于单子宫颈,纵隔阻碍胎先露部下降,须在纵隔中间剪断,分娩结束后剪除残留的隔,用可吸收线间断或连续锁边缝合残端。

(3)外阴阴道尖锐湿疣可阻塞产道,易发生裂伤、血肿及感染,同时为预防新生儿患喉乳头瘤及女婴生殖道湿疣,应行剖宫产终止妊娠。

(4)阴道包块阻碍胎先露部下降而又不能经阴道切除者,应行剖宫产终止妊娠。若阴道壁囊肿较大时,可行囊肿穿刺抽吸内容物。阴道病变待产后择时处理。

(三)子宫颈异常

(1)子宫颈粘连及瘢痕多为损伤性刮宫、子宫颈手术或物理治疗所致,可导致子宫颈性难产。若因子宫粘连及瘢痕而致产程中子宫颈管已消失而宫口却不扩张,应以剖宫产结束分娩。

(2)子宫颈坚韧常见于高龄初产妇,子宫颈成熟不良、缺乏弹性或精神过度紧张使子宫颈挛缩,子宫颈不易扩张。可用地西泮 10 mg 缓慢静脉注射(2~3 分钟),也可于子宫颈两侧各注入 0.5%利多卡因 5~10 mL。若子宫颈软化、宫口不扩张,应行剖宫产结束分娩。

(3)子宫颈水肿常是头盆不适应的表现,致使子宫颈前唇长时间被压于胎头与耻骨联合之间,血液回流受阻引起水肿,影响子宫颈扩张。可于子宫颈两侧各注入 0.5%利多卡因 5~10 mL 或地西泮 10 mg 缓慢静脉注射,待宫口近开全,用手将水肿的子宫颈前唇上推,使其逐渐越过胎头,即可经阴道分娩。若有明显头盆不称,应行剖宫产结束分娩。

(4)子宫颈肌瘤影响胎先露入盆、下降及子宫颈容受、扩张,应行剖宫产终止妊娠。

(5)子宫颈癌不应经阴道分娩,应于妊娠 32~34 周后行剖宫产术及子宫颈癌手术,或剖宫产术后放射治疗。

(四)子宫异常

1.子宫畸形

子宫畸形包括纵隔子宫、双子宫、双角子宫、单角子宫等。明显增加异常胎位及胎盘位置异常发生率;产程中易出现宫缩乏力、子宫颈扩张缓慢,甚至发生子宫破裂。应严密观察产程,适当放宽剖宫产指征。

2.瘢痕子宫

剖宫产率飙升和子宫肌瘤手术指征泛滥，前次剖宫产术和子宫肌瘤剥除术成为瘢痕子宫最常见的原因。在高剖宫产率基础上，随着再次妊娠分娩人群增多和妊娠分娩年龄延后，瘢痕子宫再次妊娠分娩率明显提高。并非“一次剖宫产次次剖宫产”，根据前次剖宫产术式、指征、术后有无感染、术后再孕间隔时间、既往剖宫产次数、本次妊娠胎儿因素与头盆适应性，以及有无紧急剖宫产条件等综合分析，判断瘢痕子宫是否行剖宫产后阴道试产。实施剖宫产后阴道试产的首要条件，是前次剖宫产的指征在此次妊娠中不复存在以及此次无新的剖宫产指征。美国妇产科医师学会、加拿大妇产科医师协会及英国皇家妇产科医师学会推荐的剖宫产后阴道试产条件为：最多两次剖宫产史、胎儿纵产式、子宫没有其他瘢痕、无子宫破裂病史、骨盆正常和医疗单位具有紧急剖宫产术条件。瘢痕子宫再次妊娠分娩子宫破裂风险增加，若只有 1 次剖宫产史且为子宫下段横切口、术后再孕分娩间隔时间 2 年、胎儿大小适中、胎儿产道及产力因素正常且相互适应，产前 B 超未提示子宫下段不连续，剖宫产后阴道试产成功、剖宫产后阴道分娩率较高。剖宫产后阴道试产过程中应密切观察头盆不适应、产力过强和子宫先兆破裂征象，高度警惕子宫破裂，必要时应紧急剖宫产结束分娩，并同时行子宫破口修补术。

若前次剖宫产为子宫纵切口或 T 形切口、剖宫产术后有感染、剖宫产史≥2 次，应行择期重复剖宫产；子宫肌瘤剥除术穿透子宫黏膜，也应行择期剖宫产。

目前子宫下段全层厚度和肌层厚度的临界值分别为 2.0～3.5 mm 和 1.4～2.0 mm，目前没有大家可以普遍接受的临界值来预测子宫破裂，相关指南亦未赞同子宫下段厚度对于子宫破裂的预测价值。有专家推荐临界值可以定为 3 mm。

3.子宫肌瘤

子宫肌瘤在妊娠期及产褥期可能发生红色变性，表现为肌瘤快速生长、剧烈疼痛，白细胞计数升高甚至发热，保守治疗多能缓解。妊娠合并子宫肌瘤多能经阴道分娩，但要预防产后出血。过大的子宫下段或子宫颈肌瘤可能导致产道梗阻，阻碍胎儿下降，宜以剖宫产终止妊娠，可同时行肌瘤剥除术。根据肌瘤部位、大小及患者情况，为避免手术失血过多及手术时间延长，也可产后再做处理。

(五)卵巢肿瘤

妊娠合并卵巢肿瘤，围生期可能发生肿瘤蒂扭转、破裂。卵巢肿瘤阻碍胎先露衔接下降，应行剖宫产终止妊娠，同时切除肿瘤送病理检查。若为卵巢恶性肿瘤，处理原则同非孕期。

第三节 胎头位置异常

胎位异常包括胎头位置异常、臀先露及肩先露等，是造成难产常见的原因。分娩时枕前位约占90%，而胎位异常约占10%，其中胎头位置异常占6%～7%，胎产式异常的臀先露占3%～4%，肩先露已极少见。因胎头俯屈、侧屈、旋转等异常导致的胎头位置异常，在骨盆各个平面有不同的表现，包括因胎头俯屈不良呈不同程度仰伸的胎头高直位和面先露，胎头侧屈导致的胎头不均倾位，胎头在骨盆腔内旋转受阻导致的持续性枕横位、持续性枕后位。可通过四步触诊、阴道检查、超声检查等发现。胎头位置异常造成的难产称为头位难产。

一、胎头高直位

（一）概述

胎头呈不屈不仰姿势，以枕额径下降进入骨盆入口平面，其矢状缝与骨盆入口前后径相一致，称为胎头高直位。约占分娩总数的1.08%。胎头枕骨向前靠近耻骨联合者称为胎头高直前位，又称枕耻位；胎头枕骨向后靠近骶岬者称为胎头高直后位，又称枕骶位。

（二）临床表现及诊断

1.临床表现

胎头不俯屈，以枕额径坐落于骨盆入口平面前后径、下降进入骨盆入口平面。临产后胎头下降延缓或胎头浮动不能入盆，宫口扩张延缓，潜伏期延长甚至活跃期停滞，最终表现为胎头衔接困难，常感耻骨联合部位疼痛。

2.腹部检查

高直前位胎背靠近腹前壁，不易触及胎儿肢体，胎心位于腹中线位置稍高。高直后位时胎儿肢体靠近腹前壁，胎心遥远，有时可能在耻骨联合上方触及胎儿下颏。

3.阴道检查

肛门指检显示胎头位置高，骨盆腔空虚。阴道检查发现胎头矢状缝与骨盆入口前后径一致,后囟在耻骨联合后,前囟在骶骨前,为胎头高直前位,反之为胎头高直后位。因胎头嵌顿于骨盆入口,宫口常停滞于 3～5 cm,很难开全。

4.超声检查

胎头双顶径与骨盆入口横径一致,胎头矢状缝与骨盆入口前后径一致;胎儿脊柱位于母亲腹腔中间。高直后位可在耻骨联合上方探及胎儿眼眶。

(三)分娩处理

临产后胎头浮动不能入盆、胎头衔接困难,应积极排除骨盆入口平面胎头位置异常及头盆不称。

胎头高直前位,若骨盆正常、胎儿不大,应给予骨盆入口平面充分试产机会。加强宫缩,促使胎头俯屈,胎头可转为枕前位下降入盆衔接;或胎头极度俯屈,胎头枕骨下部以耻骨联合后方为支点,加强产力使前囟和额部先后滑过骶岬下降入盆衔接,胎头在中骨盆平面不需内旋转,以枕前位经阴道分娩。若试产失败,积极行剖宫产结束分娩。

高直后位临产后胎头浮动不能入盆,表现为潜伏期产程延长甚至活跃期停滞,即使宫口能开全,由于胎头高浮也易发生滞产、先兆子宫破裂或子宫破裂。高直后位很难经阴道分娩,一经确诊应行剖宫产术。

二、面先露

(一)概述

胎头呈极度仰伸、枕骨与背部接触,以面部为先露时,称为面先露,以颏骨为指示点。发生率为 0.08%～0.27%,多见于经产妇。面先露于临产后发生,通常是胎头以额先露下降入盆受阻进一步仰伸而形成面先露。凡可能阻碍胎头俯屈的因素,均可能导致面先露。

(二)临床表现及诊断

1.临床表现及腹部检查

临产后胎头浮动不能入盆。胎儿颜面部先露不能紧贴子宫下段及子宫颈内口,常引起宫缩乏力,加之颜面部径线增大、骨质不能变形,致使潜伏期延长,头盆不称、活跃期停滞,导致梗阻性难产、软产道裂伤,甚至子宫破裂。

胎头受压过久,可引起胎儿窘迫、颅内出血、新生儿窒息。胎儿面部受压变形,颜面部皮肤淤血青紫、肿胀,尤以口唇为著,影响吸吮,严重时可发生喉头水肿,影响吞咽及呼吸。新生儿于生后保持仰伸姿势达数天之久。

2.阴道检查

胎先露不似圆而硬的胎头顶枕骨;宫口开大后可触及高低不平、软硬不均的胎儿颜面部特征，如口、鼻、颧骨及眼眶。依据胎儿口腔及颏部所在部位确定胎方位。

3.超声检查

能探及过度仰伸的胎头，明确胎头枕部及眼眶位置，鉴别臀先露，确诊面先露并确定胎方位。

(三)分娩处理

颏前位若无头盆不称，产力良好，有可能经阴道自然分娩。颏后位不能经阴道自然娩出。为避免面先露阴道分娩对母胎的危害，一经确诊应行剖宫产术。若胎儿畸形，无论颏前位或颏后位，均应在宫口开全后行穿颅术结束分娩。

面先露于临产后发生，临产后出现胎头浮动不能入盆，潜伏期延长，头盆不称、活跃期停滞等表现，应及时做阴道检查和超声检查，争取尽早作出诊断。忽略性面先露，颏前位若无头盆不称，产力良好，有可能经阴道自然分娩，但产程明显延长，胎儿颜面部受压变形损害较重。在骨盆入口平面很少发生面先露，通常是胎头以额先露下降入盆受阻，进一步仰伸而形成面先露。其可能分娩机制包括仰伸、下降、内旋转、俯屈、复位及外旋转。

颏前位时，胎头以仰伸姿势衔接、下降，胎儿面部达骨盆底时，胎头极度仰伸，颏部为最低点，向前方转 45°，胎头继续下降并极度仰伸，颏部位于最低转向前方，当颏部自耻骨弓下方娩出后，极度仰伸的胎颈前面处于产道小弯(耻骨联合)，胎头俯屈时，胎头后部适应产道大弯(骶骨凹)，使口、鼻、眼、额、前囟及枕部自会阴前缘相继娩出，胎头娩出后进行复位及外旋转，胎肩及胎体相继娩出。

面先露前囟颏径明显大于枕下前囟径，且颜面部骨质变形能力不如颅骨，因此，面先露内旋转阻力大，颏后位内旋转 135°成颏前位的可能性小，多以持续性颏后位下降。颏后位胎儿面部达骨盆底后，极度伸展的胎颈不能适应产道大弯，极度仰伸的胎头大部分嵌顿于耻骨联合不能通过产道小弯，成为梗阻性难产。故足月活胎不能经阴道自然娩出。

三、前不均倾

(一)概述

胎头矢状缝坐落于骨盆入口横径，以枕横位进入骨盆入口，胎头侧屈使其两顶骨先后依次入盆，呈不均倾势嵌入骨盆入口，称为胎头不均倾。若前顶骨先嵌入，矢状缝偏后靠近骶骨，称前不均倾；若后顶骨先嵌入，矢状缝偏前，称后不均倾。当胎头不均倾双顶骨均能下降通过骨盆入口平面时，即能较顺利地经阴道分娩。以前不均倾导致头位难产居多，其发生率为 0.55%～0.81%。

(二)临床表现及诊断

1.临床表现

前不均倾常发生于头盆不称、扁平骨盆、骨盆倾斜度过大、腹壁松弛等,因胎体向前倾斜,常表现为悬垂腹。产程中由于前顶骨紧嵌于耻骨联合,后顶骨被阻于骶岬之上,胎头下降衔接困难,常发生胎膜早破、潜伏期延长或活跃期停滞,多在宫口扩张至3～5 cm时即扩张延缓甚至停滞不前。因前顶骨紧嵌于耻骨联合,压迫尿道及子宫颈前唇,导致尿潴留、血尿、子宫颈前唇水肿。胎头受压过久,可出现胎头前顶水肿及胎儿窘迫。由于胎头下降受阻,常导致继发性宫缩乏力。

2.腹部检查

前不均倾位因胎体向前倾斜,常表现为悬垂腹,临产后胎头入盆困难,耻骨联合上方可触及胎头顶部;胎头取枕横位并侧屈入盆,于耻骨联合上方可触及一侧胎肩。

3.阴道检查

胎头矢状缝与骨盆入口横径一致,向后移靠近骶岬;前顶骨紧嵌于耻骨联合后方,产瘤大部分位于前顶骨,子宫颈前唇水肿,尿道受压不易插入导尿管;因后顶骨的大部分尚在骶岬之上而不能触及,致使盆腔后半部空虚。

4.超声检查

临产前B超提示枕横位,若合并扁平骨盆、骨盆倾斜度过大、腹壁松弛,表现为悬垂腹,应高度警惕前不均倾。

(三)分娩处理

后不均倾若胎儿大小及产力正常,后顶骨逐渐进入骶凹处,再使前顶骨入盆,则矢状缝位于骨盆入口横径成头盆均倾势下降衔接。但前不均倾由于耻骨联合后平面直而无凹陷,前顶骨紧紧嵌顿于耻骨联合后,使后顶骨被架于骶岬之上无法下降入盆。因此,一旦确诊为前不均倾,除极个别胎儿小、宫缩强、骨盆宽大可给予短时间试产外,均应尽快以剖宫产结束分娩。

四、持续性枕后位、枕横位

(一)概述

为适应骨盆各平面形态变化,胎头入盆通过骨盆入口平面衔接后,继续下降通过中骨盆平面过程中,需要通过内旋转为枕(直)前位。若分娩结束时胎头枕部仍位于母体骨盆后方或侧方,称为持续性枕后位或持续性枕横位。约占分娩总数的5%。

(二)临床表现及诊断

1.临床表现

凡阻碍胎头在产道内内旋转的因素,如男型骨盆或类人猿型骨盆、扁平骨盆及均小骨盆等骨盆形态及大小异常,子宫收缩乏力,胎头俯屈不良,头盆不称等,均可能导致持续性枕后位或持续性枕横位。

临产后若胎头以枕后位入盆,影响胎头俯屈及衔接,胎先露不易紧贴子宫下段及子宫颈内口,常导致宫缩乏力及宫口扩张缓慢。在活跃期晚期及第二产程前期,若为枕后位,因枕骨持续位于骨盆后方压迫直肠,产妇自觉肛门坠胀及排便感,致使宫口尚未开全时过早使用腹压,容易导致子宫颈前唇水肿和产妇疲劳,影响产程进展及产力。持续性枕后位、枕横位常致活跃期晚期产程停滞、第二产程胎头下降延缓或停滞、继发性宫缩乏力。

2.腹部检查

胎背偏向母体后方或侧方,前腹壁能触及胎儿肢体,胎心在胎儿肢体侧也容易听到。

3.阴道检查

在活跃期晚期及第二产程前期出现产程进展异常、继发宫缩乏力,应行阴道检查。常有子宫颈前唇水肿。枕后位盆腔后部空虚,胎头矢状缝常位于骨盆斜径上。枕横位胎头矢状缝位于骨盆横径上,前后囟分别位于骨盆两侧偏后方,因胎头俯屈不良,前囟常低于后囟。若出现胎头水肿、颅骨重叠、囟门及颅缝触不清时,提示存在头盆不称,需借助胎儿耳郭、耳屏位置及方向判定胎方位,同时判断宫缩时胎头下降情况。

(三)分娩处理

若骨盆无异常、胎儿不大,无头盆不称表现,可以继续中骨盆平面慎重试产。试产过程中若出现以下情况,宜积极以剖宫产结束分娩:活跃期停滞,第二产程胎头下降停滞,胎头双顶径被阻于坐骨棘平面以上 S＜＋3,头盆不称,胎儿窘迫等。

若无头盆不称,多数枕后位、枕横位胎头枕部能向前旋转 90°～135°成为枕前位分娩。若不能转成枕前位时,其分娩机制如下。

1.枕后位

胎头枕部到达中骨盆向后行 45°内旋转,使矢状缝与骨盆前后径一致。胎儿枕部朝向骶骨呈枕直后位。其分娩方式如下。

(1)胎头俯屈较好:胎头继续下降,前囟先露抵达耻骨联合下时,以前囟为支点，胎头继续俯屈使顶部及枕部自会阴前缘娩出。继之胎头仰伸，相继由耻骨联合下娩出额、鼻、口、颏。此种分娩方式为枕后位经阴道分娩或产钳助产最常见的方式。

(2)胎头俯屈不良：胎头额部拔露，当鼻根出现在耻骨联合下时，以鼻根为支点，胎头先俯屈，从会阴前缘娩出前囟、顶部及枕部，然后胎头仰伸，使鼻、口、颏部相继由耻骨联合下娩出。因胎头以较大的枕额周径旋转，胎儿娩出更加困难，若胎头下降双顶径已达坐骨棘平面或坐骨棘以下 3 cm、无头盆不称，可加强产力行产钳助产，否则应积极以剖宫产结束分娩。

2.枕横位

部分枕横位于下降过程中无内旋转动作，或枕后位胎头枕部仅向前旋转 45°成为持续性枕横位。若胎头下降双顶径已达坐骨棘平面或坐骨棘以下 3 cm、无头盆不称，可加强产力，徒手或用胎头吸引器将胎头转成枕前位娩出，否则应积极以剖宫产结束分娩。

第四节　臀　先　露

一、概述

臀先露是最常见的异常胎位，占妊娠足月分娩总数的 3%～4%。臀先露的胎儿位于母体纵轴上，胎头在子宫底部，先露部为胎儿的臀、足或膝。分娩时易发生后出胎头困难、脐带脱垂等，从而增加围生儿死亡率。

二、原因

易发生臀先露的原因有：①孕龄小，羊水相对多；②宫腔形态的改变，如双子宫等各种类型的畸形子宫、较大的子宫肌瘤；③羊水过多、多胎妊娠、腹壁松弛，胎儿在宫腔中自由活动加大；④前置胎盘、骨盆狭窄影响胎头入盆；⑤胎儿畸形，如脑积水和无脑儿。

三、临床表现

孕妇常感肋下有圆而硬的胎头。由于胎臀不能紧贴子宫下段及子宫颈，常导致子宫收缩乏力，子宫颈扩张缓慢，致使产程延长。

根据两下肢所取的姿势不同，分为 3 类。

(一)单臀先露

胎儿双髋关节屈曲,双膝关节直伸,以臀部为先露,又称腿直臀先露,此类最多见。

(二)完全臀先露

胎儿双髋关节及膝关节均屈曲,犹如盘膝坐,以臀部和双足为先露,又称混合先露,较多见。

(三)不完全臀先露

以一足或双足、一膝或双膝,或一足一膝为先露,膝先露是暂时的,产程开始后转为足先露,此类较少见。

四、诊断要点

(一)腹部检查

子宫呈纵椭圆形,胎体纵轴与母体纵轴一致。在子宫底部可触到圆而硬、按压有时有浮球感的胎头。在耻骨联合上方可触到不规则、软而宽的胎臀,胎心听诊位置较高,在脐左(或右)上方听得最清楚。

(二)阴道检查

可触及软而不规则的胎臀、足或膝。宫口扩张 2 cm 以上且胎膜已破时,可直接触到胎臀、外生殖器及肛门。同时应注意发现有无脐带脱垂。

1.臀先露与颜面的鉴别

(1)肛门与两坐骨结节呈一直线,而口与两颧骨呈一等边三角形。

(2)手指放入肛门时有环状括约肌的收缩感,指尖上有胎粪。

(3)手指放入口内可触及齿龈、下颌骨,有吸吮动作。

2.胎足与胎手的鉴别

(1)胎足趾短而平齐,拇指特别粗,且有足跟。

(2)胎手指长,拇指与其余四指粗细相近,指端不平齐。

(三)B超检查

(1)诊断胎头有无仰伸即望星式。胎头过度仰伸使胎头入盆的径线增加而下降受阻。经阴道分娩可致胎儿损伤,包括颈椎脱位和脊髓横断。

(2)测量双顶径、胸腹围及股骨长度以估计胎儿大小。

(3)了解胎儿有否畸形。

(4)确定臀位类型。

(5)有无脐带先露。

五、治疗

(一)妊娠期

妊娠30周前,臀先露多能自行转为头先露。若妊娠30周后仍为臀先露,可予以矫正。既往矫正方法有:胸膝卧位;激光照射或艾灸至阴穴;外倒转术。但前两者缺乏明确的循证证据,唯有外倒转术得到循证研究的肯定。

1.外倒转术的效果

受过训练的施术者实施外倒转术的成功率约为50%,但存在个体差异。

2.外倒转术的时机

国内认为于妊娠32~34周时,可行外倒转术,因有发生胎盘早剥、脐带缠绕等严重并发症的可能,应用时要慎重。

3.外倒转术的步骤

(1)术前半小时口服利托君10 mg。

(2)行外倒转术时,最好在B超监测下进行。

(3)孕妇平卧,露出腹壁。查清胎位,听胎心率。

(4)松动胎先露部:两手插入先露部下方向上提拉,使之松动。

(5)转胎:两手把握胎儿两端,一只手将胎头沿胎儿腹侧轻轻向骨盆入口推移,另一只手将胎臀上推,与推胎头动作配合,直至转为头先露。动作应轻柔,间断进行。若术中或术后发现胎动频繁而剧烈、胎心率异常,应停止转动并退回原胎位,并且要观察半小时。

(二)分娩期

应根据孕妇年龄、身体条件、孕周大小、胎产次、胎儿大小、胎儿是否存活、臀先露姿势、孕妇本人及家属意愿等决定分娩方式。

1.剖宫产指针

胎儿体重≥3 500 g或B超检查胎儿双顶径>9.5 cm;骨盆狭窄或头盆不称;软产道异常;B超提示胎头仰伸位;脐带先露、足先露或膝先露;胎膜早破;胎儿窘迫;高龄初产;瘢痕子宫;既往难产史或新生儿产伤史、妊娠合并症等。

2.阴道分娩条件

孕龄≥36周,单臀先露,胎儿体重2 500~3 500 g;无胎头仰伸;骨盆大小正常;无其他剖宫产指征。

臀先露经阴道分娩对胎儿损伤较大,可适当放宽剖宫产指征。如遇入院时即宫口开全等急症情况下,可经阴道试产。

六、注意事项

(1)妊娠30周以后产前检查时,单臀位容易误诊为头位,当胎位不能确定时,应及时超声检查确定胎位。

(2)剖宫产或经阴分娩娩出胎臀时,因为新生儿股骨的上、中1/3交界处为着力薄弱点,所以勿勾住大腿强行牵引,以免引起骨折。

(3)臀位经阴分娩时,为防止双手上举,胎臀娩出后应旋转胎体娩出双肩及上肢;若发生手上举,应该用一只手继续向上牵拉胎儿双脚,另一只手的两根手指沿着上臂摸到手肘。这两根手指平行于上臂放置,并夹住上臂,使其向下滑,从外阴娩出。剖宫产时也应采用上述手法。

(4)臀先露阴道分娩时必须非常谨慎,严格把握指征,需由有经验的医师处理。

(5)臀位剖宫产若是足先露,握住双足娩出则不易发生骨折,但娩出双足往外牵拉时应避免盲目用力;若是单足先露,则牵出单足后向外缓慢牵拉至胎臀露出,再勾住胎儿双侧腹股沟往外牵拉,直至另一胎足娩出宫腔。

(6)胎儿下肢脱至阴道或阴道外,可选择古典式剖宫产术,手娩胎头,再相继娩出胎体余部。如术前估计不足,以致错误施行子宫下段横切口,可试行将胎儿肢体牵出骨盆,即上提股骨,屈髋、屈膝,若肢体嵌入盆腔无法缓解,不得不行倒T形切口,应先娩出胎头,操作应轻巧,忌施暴力。

第五节 肩难产

一、概述

肩难产是指胎头娩出后,胎儿前肩为被嵌顿在耻骨联合上方,用常规助产方法不能娩出胎儿双肩。肩难产发生突然,情况紧急,若处理不当,将导致母婴严重并发症。其发生率因胎儿体重而异,胎儿体重为2 500～4 000 g时发生率为0.3%～1%,4 000～4 500 g时,发生率为3%～12%,≥4 500 g时为8.4%～14.6%。

二、高危因素

(一)产前高危因素

(1)巨大胎儿。

(2)既往有肩难产病史。

(3)妊娠期糖尿病。

(4)过期妊娠。

(5)孕妇骨盆解剖结构异常,如扁平骨盆或耻骨弓位置过低。

(6)无脑儿、联体双胎、胎儿颈部肿瘤、胎儿水肿等。

(二)分娩时高危因素

(1)分娩过程中表现为胎头下降缓慢,活跃期阻滞,随后发生第二产程延长者。

(2)使用胎头吸引器或产钳助产。

(3)助产不当,如强硬牵拉胎头、按压子宫底或过早协助胎头外旋而阻碍胎肩的娩出。

(4)宫缩乏力。

三、诊断要点

分娩过程中最初表现为胎头下降缓慢,随后发生第二产程延长者,提示可能发生肩难产。肩难产为产科急症。胎头娩出后,不能完成复位、外旋转,而胎颈回缩、胎儿下颏紧贴产妇会阴部,形成“乌龟征”。此时双肩径位于骨盆入口上方。若能除外胎儿畸形即可诊断肩难产。

四、治疗

肩难产的处理原则如下。

(1)立即请求援助,请有经验的产科医师及新生儿科医师到场协助抢救。

(2)同时做好新生儿复苏抢救准备。

(3)排空膀胱,麻醉下行足够的会阴切开或延长原会阴切口以便助产。

五、注意事项

(1)各机构均制定本机构的肩难产诊治流程,明确各成员的责任,并进行演练。一旦发生肩难产,应立即呼叫,请有经验的产科医师、新生儿科医师及麻醉师到场协同抢救,迅速有效地进行处理,尽量控制时间在4~6分钟。

(2)超过50%的肩难产发生于正常体重的新生儿,且无法预测。

(3)估计胎儿体重>4 500 g或者糖尿病孕妇估计胎儿体重>4 250 g应选择性剖宫产。

(4)胎体牵引时应用力适当并与产力同步,并沿胎儿颈椎或脊柱轴线方向牵拉胎头。因牵拉和旋转胎头时使用暴力或使颈部过度侧屈和旋转,可使臂丛神经处于高度紧张状态，如突然暴力牵引或加大旋转幅度神经损伤概率更大。

(5)新生儿并发症包括肩难产相关的臂丛神经损伤，锁骨和肱骨骨折。严重的肩难产可能会导致缺血缺氧性脑病，甚至死亡。因此，应当做好积极的新生儿复苏抢救措施。

(6)臂丛损伤表现为肩下垂，上肢不能外展和伸直，肘关节屈曲和前臂旋前畸形。

(7)肩难产时，产妇最常见的并发症是软组织损伤，会阴三度及四度裂伤发生率增加，并可继发阴道直肠瘘。应及时发现并缝合，预防产后出血及产褥感染。

(8)做好医患沟通及处理记录。即使按照规范的处理流程，肩难产的不良妊娠结局也容易导致医疗纠纷，从而造成医院甚至医师的损失。因此，需充分告知产妇及其家属肩难产的并发症，包括短期及远期并发症，使产妇及家属在充分了解病情的情况下，选择进一步的处理方案。肩难产处理过程中，及时并详细记录处理的信息，包括如何诊断肩难产、医患沟通的谈话记录、尝试解决肩难产的方法及时间、胎头娩出时间、胎儿娩出时间、参与的工作人员及到达时间，以及新生儿出生时状况(新生儿评分、描述新生儿身上可能出现的瘀斑或损伤情况、脐带血的 pH)等。

第六节 横位、忽略性横位

一、概述

当胎体横卧于骨盆入口以上，其纵轴与母体纵轴相垂直，先露部为肩时，称为横位。占妊娠足月分娩总数的 0.25%。以肩胛骨为指示点，分为肩左前、肩左后、肩右前、肩右后 4 种胎位。横位是最不利于分娩的胎位。足月活胎不可能经阴道自然娩出。若不及时处理，容易造成子宫破裂，威胁母儿生命。

二、常见原因

横位常见于：①经产妇腹壁松弛，使子宫前倾胎体纵轴偏离骨产道；②早产儿尚未转至头先露；③前置胎盘；④骨盆狭窄；⑤子宫异常或肿瘤；⑥羊水过多。

三、临床表现

(一)横位

横位易发生胎膜早破及宫缩乏力。胎体嵌顿于骨盆上方,使子宫颈不能开全;脐带及上肢脱垂,增加了胎儿窘迫及死产的机会。

(二)忽略性横位

忽略性横位发生于胎膜早破后,随着产程进展,胎肩被挤入骨盆入口,胎儿颈部进一步侧弯,使胎头折向胎体腹侧,嵌顿在一侧髂窝,胎臀则嵌顿在对侧髂窝或折叠在宫腔上部,胎肩先露侧上肢脱垂入阴道,直接阻碍产程进展。此时若宫缩过强,可形成病理性缩复环,有子宫破裂的风险。

忽略性横位时,妊娠足月的死胎及活胎均无法经阴道自然娩出,因此增加了母体手术术中术后出血、感染等机会。

四、诊断要点

(一)腹部检查

(1)子宫呈横椭圆形,子宫横径较正常妊娠宽,子宫底高度低于孕周,子宫底部及耻骨联合上方空虚。

(2)母体腹部一侧触及胎头,另一侧触及胎臀。胎心在脐周两侧最清楚。

(二)肛门检查或阴道检查

胎膜未破者不易查清胎位,但横位临产后胎膜多已破裂。若宫口已扩张,阴道检查可触到肩胛骨或肩峰、锁骨、肋骨及腋窝,并以此判断胎位。当胎头位于母体右侧,肩胛骨朝向后方,则为肩右后位。因检查者只能与胎儿同侧的手相握,因此胎手若已脱出于阴道口外,可用握手法鉴别胎儿左、右手。

(三)B超检查

通过胎头、脊柱、胎心等检测,能准确诊断肩先露,并能确定胎位。

五、治疗

(一)妊娠期

定期产前检查,尽早发现,以利于应对分娩处理。

(二)分娩期

横位最佳分娩方式为剖宫产。具体应根据胎产次、胎儿大小、胎儿是否存活、宫口扩张程度、胎膜是否破裂、有无并发症等,综合判断决定分娩方式。

(1)足月活胎、＞38 周或临产后行剖宫产术。

(2)经产妇、足月活胎首选剖宫产术。若宫口开大 5 cm 以上,破膜不久,羊水未流尽，可在硬膜外麻醉或全麻下行内转胎位术，转成臀先露，待宫口开全助产娩出。

(3)双胎足月活胎，一胎儿娩出后第二胎儿变成肩先露，可行内转胎位术。

(4)出现先兆子宫破裂或有子宫破裂征象，无论胎儿死活，均应立即行剖宫产术。术中若发现宫腔感染严重，应将子宫一并切除。

(5)胎儿已死，无先兆子宫破裂征象，若宫口近开全，在全麻下行断头术或碎胎术。术后应常规检查子宫下段、子宫颈及阴道有无裂伤。若有裂伤应予以及时缝合，注意防治产后出血，给予抗生素预防感染。

六、注意事项

(1)剖宫产手术前明确胎儿头、臀、背的位置，以便胎儿娩出困难时容易找到胎足。

(2)在横位剖宫产术中可能遇到胎儿取出困难而致胎儿损伤，为避免这一问题，可以采用腹内转胎技术：在切开子宫之前，术者抓住胎儿两端，轻柔引导使胎儿先露部进入骨盆，一旦转胎成功，原位固定胎儿，迅速切开子宫，娩出胎头或胎足。如果未行腹内转胎或转胎未成功，取胎时通常采用旋转胎足以取出胎儿，但切开子宫后子宫收缩变硬，宫内操作通常有困难，可立即使用子宫松弛剂。

(3)横位剖宫产，如胎背向上，行臀牵引多无困难，若胎背向下，胎头及下肢折叠于子宫腔的较高部位，术者应将手伸向宫腔，沿胎臀伸向胎足，握住胎足缓慢牵引娩出子宫。

参考文献

[1] 袁朝晖，尚娜，廖桂莲.妇产科学[M].天津：天津科学技术出版社，2020.
[2] 张海红.妇产科临床诊疗手册[M].西安：西北大学出版社，2021.
[3] 杨慧霞，狄文，朱兰.妇产科学[M].北京：人民卫生出版社，2020.
[4] 孙贵民.实用临床妇产科学新进展[M].北京：科学技术文献出版社，2019.
[5] 詹银珠.妇产科学基础与临床[M].天津：天津科学技术出版社，2020.
[6] 温菁，张莉.简明妇产科学[M].北京：科学出版社，2020.
[7] 李奇洙.新编妇产科学[M].哈尔滨：黑龙江科学技术出版社，2020.
[8] 门素梅.实用妇产科学[M].天津：天津科技翻译出版公司.2019.
[9] 王冬.实用临床妇产科学[M].郑州：郑州大学出版社，2020.
[10] 黄秀敏.现代妇产科学基础与临床[M].上海：上海科学普及出版社，2019.
[11] 李荣光，李存利，王海荣.临床妇产科学[M].厦门：厦门大学出版社，2020.
[12] 井晓莉.现代临床妇产科学[M].哈尔滨：黑龙江科学技术出版社，2019.
[13] 李明梅.临床妇产科疾病诊治与妇女保健[M].汕头：汕头大学出版社，2020.
[14] 吴文萃.实用妇产科学[M].长春：吉林科学技术出版社，2019.
[15] 张爱君.临床妇产科学新进展[M].天津：天津科学技术出版社，2020.
[16] 朱瑞珍.妇产科学理论与临床实践[M].北京：科学技术文献出版社，2020.
[17] 曾赛田.临床妇产科学[M].天津：天津科学技术出版社，2019.
[18] 张美美.妇产科学最新诊疗研究[M].哈尔滨：黑龙江科学技术出版社，2020.
[19] 和小兵.现代实用临床妇产科学[M].长春：吉林科学技术出版社，2019.
[20] 杨小莉.现代妇产科学新进展[M].北京：科学技术文献出版社，2020.
[21] 孔德强.实用妇产科学[M].天津：天津科学技术出版社，2019.
[22] 王艳.临床妇产疾病诊疗与护理[M].南昌：江西科学技术出版社，2020.

[23] 王泽华，丁依玲.妇产科学[M].北京：中国医药科技出版社，2019.
[24] 苏翠红.妇产科常见病诊断与治疗要点[M].北京：中国纺织出版社，2021.
[25] 万淑燕，褚晓文，高雯，等.妇产科综合诊疗实践[M].哈尔滨：黑龙江科学技术出版社，2022.
[26] 张建忠.新编临床妇产科学[M].长春：吉林科学技术出版社，2019.
[27] 朗景和.妇产科学新进展[M].北京：中华医学电子音像出版社，2019.
[28] 董萍萍.妇产科疾病诊疗策略[M].北京：中国纺织出版社，2022.
[29] 敬宏，陈霞，姚红梅.妇产科学[M].北京：中国协和医科大学出版社，2019.
[30] 刘凤环.现代妇产科学[M].长春：吉林大学出版社，2019.
[31] 王红艳.妇产科学最新诊断与治疗[M].哈尔滨：黑龙江科学技术出版社，2020.
[32] 李妍.实用妇产科学[M].天津：天津科技翻译出版公司，2019.
[33] 李智.临床妇产科学[M].长春：吉林科学技术出版社，2020.
[34] 穆青.妇产科学诊疗新进展[M].长春：吉林科学技术出版社，2019.
[35] 刘辉，张楠，王素平，等.现代妇产科基础与临床[M].哈尔滨：黑龙江科学技术出版社，2022.
[36] 袁文芳，张艳琼.雌激素在妇产疾病中的作用[J].医学信息，2021，34(10)：54-58.
[37] 杨胜晗，王倩，田玲.自由体位分娩对产妇产痛、分娩控制感、母婴结局及盆底肌功能的影响[J].中国医师进修杂志，2021，44(2)：168-174.
[38] 段云寿.妊娠期产妇肝功能异常的原因及对妊娠结局的影响[J].当代医学，2022，28(21)：170-172.
[39] 李斌.单纯肥胖孕妇产时并发症分析及影响[J].系统医学，2020，5(3)：13-15.
[40] 蒋志慧.基于妊娠期脂代谢异常研究进展分析[J].系统医学，2022，7(18)：194-198.